荣 获

◎ 第七届统战系统出版社优秀图书奖

◎ 入选原国家新闻出版广电总局、全国老龄工作委员会
办公室首届向全国老年人推荐优秀出版物名单

◎ 入选全国图书馆 2013 年度好书推选名单

◎ 入选农家书屋重点出版物推荐目录（2015年、2016年）

口腔疾病

（第二版）

学术顾问◎钟南山　陈灏珠　郭应禄　王陇德

总　主　编◎吴少祯　张雁灵　陆林　葛均波

执行总主编◎夏术阶　李广智

主　编◎李　刚

名医与您谈疾病丛书

中国健康传媒集团

中国医药科技出版社

内 容 提 要

　　本书以问答形式，围绕口腔疾病的常识、病因、症状、诊断与鉴别诊断、治疗和预防保健六方面的问题进行了详细解释。本次再版对部分内容进行更新，全书内容丰富，图文并茂，既有口腔专业基础知识，又有通俗易懂的口腔疾病预防保健常识，可供临床医生、患者及家属阅读、使用。

图书在版编目（CIP）数据

口腔疾病 / 李刚主编 . —2 版 . —北京：中国医药科技出版社，2021.1
（名医与您谈疾病丛书）

ISBN 978-7-5214-2030-2

Ⅰ.①口…　Ⅱ.①李…　Ⅲ.①口腔疾病—防治—问题解答　Ⅳ.① R78-44

中国版本图书馆 CIP 数据核字（2020）第 183882 号

美术编辑　陈君杞
版式设计　南博文化

出版　**中国健康传媒集团** ┃ 中国医药科技出版社
地址　北京市海淀区文慧园北路甲 22 号
邮编　100082
电话　发行：010-62227427　邮购：010-62236938
网址　www. cmstp. com
规格　710×1000mm $^1/_{16}$
印张　13
字数　185 千字
初版　2009 年 4 月第 1 版
版次　2021 年 1 月第 2 版
印次　2021 年 1 月第 1 次印刷
印刷　三河市万龙印装有限公司
经销　全国各地新华书店
书号　ISBN 978-7-5214-2030-2
定价　38.00 元

获取新书信息、投稿、为图书纠错，请扫码联系我们。

《名医与您谈疾病丛书》
编委会

学术顾问　钟南山　陈灏珠　郭应禄　王陇德
　　　　　　　葛均波　张雁灵　陆　林

总　主　编　吴少祯

执行总主编　夏术阶　李广智

编　　委（按姓氏笔画排序）

丁小强　万欢英　王丽华　王灵台

王侠生　王宪衍　王祖承　方　栩

方宁远　冯　波　朱光斗　刘志民

李　刚　李　斌　李广智　吴艺婕

何大为　何家扬　邹海东　陈生弟

陈雨强　周玉坤　郑　兴　赵　瑛

胡修全　夏术阶　倪立青　徐　通

徐一峰　徐金华　黄　勇　董　频

程怀瑾

科普顾问　朱建坤

出版者的话

党的十八大以来，以习近平同志为核心的党中央把"健康中国"上升为国家战略。十九大报告明确提出"实施健康中国战略"，把人民健康放在优先发展的战略地位，并连续出台了多个文件和方案，《"健康中国2030"规划纲要》中就明确提出，要加大健康教育力度，普及健康科学知识，提高全民健康素养。而提高全民健康素养，有效防治疾病，有赖于知识先导策略，《名医与您谈疾病丛书》的再版，顺应时代潮流，切合民众需求，是响应和践行国家健康发展战略——普及健康科普知识的一次有益尝试，也是健康事业发展中社会治理"大处方"中的一张有效"小处方"。

本次出版是丛书的第三版，丛书前两版出版后，受到广大读者的热烈欢迎，并获得多项省部级奖项。随着新技术的不断发展，许多观念也在不断更新，丛书有必要与时俱进地更新完善。本次修订，精选了44种常见慢性病（有些属于新增病种），病种涉及神经系统疾病、呼吸系统疾病、消化系统疾病、心血管系统疾病、内分泌系统疾病、泌尿系统疾病、皮肤病、风湿类疾病、口腔疾病、精神心理疾病、妇科疾病和男科疾病等，分别从疾病常识、病因、症状表现、诊断与鉴别诊断、治疗和预防保健等方面，进行全方位的解读；写作形式上采用老百姓最喜欢的问答形式，活泼轻松，直击老百姓最关心的健康问题，全面关注患者的需求和疑问；既适用于患者及其家属全面了解疾病，也可供医务工作者向患者介绍病情和相关防治措施。

本丛书的编者队伍专业权威，主编都长期活跃在临床一线，其中不乏学科带头人等重量级名家担任主编，七位医学院士及专家（钟南山、陈灏珠、郭应禄、王陇德、葛均波、陆林、张雁灵）担任丛书的学术顾问，确保丛书内容的权威性、专业性和前沿性。本丛书的出版不仅是全体患者的福音，更是推动健康教育事业的有力举措。

本丛书立足于对疾病和健康知识的宣传、普及和推广工作，目的是使老百姓全面了解和掌握预防疾病、科学生活的相关知识和技能，希望丛书的出版对于提升全民健康素养，有效防治疾病，起到积极的推动作用。

中国医药科技出版社

2020年6月

再版前言

    口腔疾病是人类的常见病、多发病，尤其是龋齿、牙周病、牙颌畸形的发病率很高，口腔健康与全身健康密切相关。随着我国医疗保健水平的提高，口腔保健问题必然引起我国大众的广泛关注和重视。在临床上，每天都有就诊患者提出这样和那样的问题，希望得到口腔医师圆满的回答，这些问题许多是共性的。作为口腔医师，不仅担负着治疗口腔疾病的临床任务，还担负着对口腔健康知识进行科普的任务，推动大众口腔健康知识的传播，增强大众口腔健康的意识，采取有效的口腔卫生保健措施，才能不断提高大众口腔健康的水平。

    为了探索我国人口口腔疾病发病规律和口腔医疗保健现状，作者曾开展过一次全国家庭口腔健康询问探索性调查。结果表明，我国有26.64%的人口需要及早进行口腔医疗，其中部分患有重度龋齿、重度牙周疾病、慢性牙髓尖周炎疾病、严重的牙结石，这些疾病已属晚期口腔疾病，口腔功能和结构已受到严重的影响。调查还表明，我国有1.54%的人口需要进行紧急口腔医疗，主要疾病为急性口腔感染和急性冠周炎，急性口腔感染和急性冠周炎等急症已严重影响口腔功能，必须立刻进行诊治。此项调查研究结果说明我国人口的口腔医疗需求十分普遍，医疗任务也十分艰巨，口腔疾病的特点是小病多、大病少、重病少，容易被人们忽视。

    为了更好推动大众口腔健康知识的传播，作者组织由24名硕博士组成的中国科协口腔保健科学传播专家团队编写了这本科普读物，内容包括口腔疾病的常识、病因、症状、诊断与鉴别诊断、治疗、预防保健等。以问答的方式叙述，文字简明通俗、易读易懂、生动有趣，定将使读者喜闻乐见、开卷有益，从中得到口腔医学知识，有助于提高口腔健康水平。这本书中涉及的药物治疗不多，但读者也应注意，因存在个体差异，需用药

□腔疾病

治疗时须到医院咨询专业医生，在专业医生指导下用药。

在编写中，口腔保健科学传播专家团队得到了空军军医大学第三附属医院、西安市中心医院、青岛市口腔医院、包头市中心医院等单位的大力帮助和支持，借出版之际，特此表示感谢。

李刚博士

2020年9月

常识篇

病 因 篇

症 状 篇

诊断与鉴别诊断篇

治疗篇

预防保健篇

常识篇

- ◆ 口腔保健为什么如此重要？
- ◆ 我国人口的口腔医疗需求现状怎样？
- ◆ 为什么要重视口腔的定期检查？
- ◆ 去口腔医院看病之前要做哪些准备？
- ◆ 口腔病灶与全身健康有什么关系？
- ◆ ……

口腔保健为什么如此重要？

口腔健康状态是反映生命质量的一面镜子，世界卫生组织早已把口腔健康作为人体健康的十大标准之一。从社会意义上讲，口腔健康还是社会进步和文明程度的一种标志。在当今社会，人们之间的交往更频繁了，口腔健康、牙齿洁白已成为人们职业选择、配偶选择的影响因素之一。在广东发生过这样的一件事：有位经理和外商谈生意，本来是很有把握谈成的，可是结果却未达成协议。事后得知，问题出在这位经理身上，他平时不讲究口腔卫生，满嘴黑黄色的牙齿，给人的印象极不愉快。在外商看来，一位连自己口腔卫生都搞不好的经理，还能把一个企业搞好吗？健康、整齐、洁白的牙齿，既能体现人的自然美，也是讲究现代文明的重要标志。

日常生活中，人们形容一个过时事物时，往往会脱口而出："都老掉牙了，不行啦。"好像在人们生活经验中，已达成共识：人老掉牙是必然现象。这的确是一个过时的观念，必须改变，应该建立"健康的牙齿可以伴终生"的新观念。随着现代口腔预防医学的发展，人类已有能力控制龋齿、牙周疾病的发生、发展，使千百万人的齿龄与寿龄大致相等，八九十岁的老寿星依然可以有一口健康的牙齿。我们要相信科学，转变观念，重视自我口腔卫生保健，从现在做起，从儿童做起，健康的牙齿就能相伴终生。

随着社会经济的发展、人们生活水平的提高，最低温饱需求解决之后，人们会逐步提出更高层次的文化享受，在城镇较富裕的人群中，已普遍注意智力投资，舍得花钱培养独生子女的智力，但是能主动花钱买口腔健康，向口腔健康投资还是少数人的行为。人们多半是被动地等到有病时，才去求医，花钱治病。这样花钱既多，痛苦又大。

我们应该提倡"无病寻医，保口腔健康"，主动进行口腔健康投资，采取适当的预防措施，达到健齿、强身的目的。卫生事业发展必须与国民经济和社会发展相协调，口腔健康保障的福利水平必须与经济发展水平相适应。政府对发展口腔卫生事业负有重要责任，各级政府要努力增加卫生投入，公民个人也要逐步增加对自身口腔医疗保健的投入。

我国人口的口腔医疗需求现状怎样？

为了探索口腔疾病发病规律和口腔医疗保健现状，第四军医大学口腔医学院开展了一次全国家庭口腔健康询问调查（表1-1）。

表1-1　我国不同地区家庭成员口腔医疗需要情况（％）

口腔医疗需要情况分类	不同地区人数			合计 n=1558
	发达 n=501	中等 n=494	发展 n=563	
第一类　不需要任何口腔医疗的人员	42.51	39.47	25.40	35.37
第二类　需要按期口腔医疗的人员	49.70	52.83	69.09	57.70
①中度的牙结石	26.75	32.79	37.66	32.61
②浅龋不发展	10.98	12.55	20.60	14.96
③牙周疾病局限于一小范围，也不发展	3.99	7.29	12.61	8.15
④需要正畸	3.99	8.91	12.08	8.47
⑤需要预防性治疗的口腔情况	4.99	5.26	11.55	7.45
⑥需要口腔修复的人员	14.77	11.13	20.25	15.60
第三类　需要及早口腔医疗的人员	22.36	21.86	34.64	26.64
①重度龋齿	11.98	12.75	22.74	16.11
②重度牙周疾病	0.80	3.24	7.99	4.17
③慢性牙髓病或尖周疾病	3.99	3.24	7.99	5.20
④严重的牙结石	0.20	3.24	7.82	3.92
⑤慢性口腔感染	0.00	1.01	0.71	0.58
⑥需要拔除一个或几个牙齿	8.58	6.88	17.05	11.10
第四类　需要紧急口腔医疗的人员	0.80	2.83	1.07	1.54

注：第四类需要紧急口腔医疗的人员为患有包括口腔颌面损伤、急性牙髓病或尖周疾病、急性口腔感染、急性冠周炎等疾病的人员。

结果表明，我国需要及早进行口腔医疗的人员占26.64%，其中重度龋齿、重度牙周疾病、慢性牙髓病或尖周疾病、严重的牙结石已属晚期口腔疾病，口腔功能和结构已受到严重的影响。需要紧急口腔医疗的家庭成员占总人数的1.54%，主要疾病为急性口腔感染和急性冠周炎。急性口腔感染和急性冠周炎等急症严重影响口腔功能，必须立刻进行诊治。

调查结果说明我国家庭成员的口腔医疗需求十分普遍，医疗任务也十分艰巨。口腔疾病的特点是小病多、大病少、重病少，容易被人们忽视。随着我国医疗保健水平的提高，我国家庭成员的口腔大病和重病已被控制，小病、轻病必然将成为影响我国家庭成员口腔健康的主要因素。

为什么要重视口腔的定期检查？

口腔疾病大多是慢性疾病，早期治疗简易、效果好，可是大多数人早期往往没有任何自觉症状，不知道自己已患有口腔疾病，容易忽视。一旦出现症状如牙齿疼痛或牙周肿胀等才到医院就诊，往往病情已经严重，多数已是晚期，不仅治疗方法复杂，效果有限，而且有碍身体健康。因此，要定期进行口腔保健检查，以便及时发现和治疗口腔疾病，防止病情发展，这对保证儿童口腔健康亦有十分重要的意义。

乳牙和年轻恒牙是儿童时期的主要咀嚼器官，牙齿患病就会妨碍进食，影响食物的消化和营养的吸收，对儿童身体健康影响很大。由于乳牙钙化程度低、年轻恒牙尚未发育成熟，很容易发生牙病，尤其是龋病，一旦染上，进展很快，如不及时治疗还会发生严重的并发症。

那么，多长时间进行1次口腔健康检查合适呢？这应根据需要和客观条件来决定。一般儿童可每隔半年检查1次，如病牙多，患龋倾向明显，或牙周病变进展较快，间隔时间应缩短，可3~4个月检查1次。成人最好每隔半年或1年进行1次口腔保健检查。一旦发现问题，及时进行处理，有些牙齿经过治疗后，还应根据医生的要求，按时预约诊治。

去口腔医院看病之前要做哪些准备？

做任何事情都应事先有所准备，去口腔医院看牙病也不例外。一般需做如下几点准备工作。

（1）看病之前进食早餐：除了特殊化验需要空腹抽血外，一般都应该在进食早餐后前往医院。

（2）清洁牙齿：看牙病前先自己刷刷牙，不要在吃完饭后带着满口的食物残渣就去看牙病，否则，当牙医检查牙齿时，需要先花费时间去除堆积在牙齿上的食物残渣才能看清牙齿的情况。一般来说，口腔比较清洁的人，也方便做好一些检查和治疗。

（3）适宜穿着：穿着应整洁大方。虽然在治疗时会围上胸巾，但在漱口、冲洗、吐口水时，仍难免弄脏衣服，故应穿简单、朴素的衣物，以免因弄脏名贵服装而产生不愉快。

（4）准备好病史：看病时，医师总要询问病史和病情，结合各种检查，以便做出正确的诊断，并给予恰当的治疗。以牙痛为例，一般应该说清这样几个问题：是上牙痛还是下牙痛？是自发性痛还是刺激性痛？是持续性痛还是阵发性痛？是轻微的隐痛还是剧烈的疼痛？在叙述病史时要求按照医师的提问，不夸大、不缩小、简明准确地回答问题。

口腔病灶与全身健康有什么关系？

病灶是医生常说的一个名词，它是指一处局限的、有致病微生物感染的组织。口腔内的原发病灶主要有牙周炎、慢性根尖周炎、牙髓坏死和坏疽等。口腔病灶中的细菌经过血液循环或淋巴循环传播到其他器官，当拔牙、对深牙周袋进行刮治或咀嚼过硬的食物时，都可能使牙周或根尖周围组织的细菌进入血液循环。在抵抗力弱或者原已有病损的情况下，细菌会迅速繁殖。这些病灶不仅累及牙齿，还可能引起关节炎、心内膜炎、肾炎等许多疾病。

　　单纯细菌播散还不足以解释病灶感染的形成，因为并不是所有局部感染灶都能引起身体远隔部位的继发感染，而且有些疾病虽与牙源性感染有关，但在继发病变中并不能培养出细菌。有研究认为，病灶感染有时与机体的过敏状态有关。细菌毒素和代谢产物中的蛋白质成分可作为抗原，使某些组织过敏，机体对病灶感染产生变态反应而发病。

　　了解了口腔病灶与全身健康的关系，就应对口腔健康状况予以重视。积极的办法是定期检查口腔内是否存在可疑病灶。如果在口腔医院检查，医生会检查所有牙齿的牙体、牙周、根尖周围组织情况，必要时可以做牙髓活力测验。如果是自我检查，只需叩击上下颌牙或持金属器械轻轻叩击病牙，看有无疼痛及异常感觉，检查口腔内、鼻腔内有无异常的气味等等，如果有问题应去口腔医院进一步诊治。只要平时注意口腔卫生，定期洁治，定期复查，就可以有效地预防口腔病灶给身体带来的危害。

全国爱牙日是如何创立的？

　　我国牙病防治工作起步晚，底子薄。随着人民生活水平的提高，口腔卫生保健已成为广大人民的迫切需求。1989年，原中华人民共和国国家卫生和计划生育委员会、全国爱国卫生运动委员会、原中华人民共和国国家教育委员会、原中华人民共和国文化部、原广播电影电视部、中华全国总工会、中国共产主义青年团中央委员会、中华全国妇女联合会和全国老龄工作委员会等九部委联合发出通知，确定每年9月20日为全国爱牙日，其宗旨是通过爱牙日活动，广泛动员社会力量，在群众中进行牙病防治知识的普及教育，增强口腔健康观念和自我口腔保健意识，建立口腔保健行为，从而提高全民族的口腔健康水平。

　　每年这一天，广大口腔医务工作者在各种公共场合通过模型、图片，用通俗的语言向成千上万的儿童和家长进行口腔卫生宣传，义务组织检查牙齿、涂防龋材料和进行简单的补牙。爱牙日活动是全社会为人人享有口腔保健而努力的一种好形式。全国爱牙日活动各年度的主题和中心口号如下（表1-2）。

表1-2　全国爱牙日活动各年度的主题和中心口号

年度	主题	中心口号
1989	刷牙与口腔健康	人人刷牙，早晚刷牙，正确刷牙，用保健牙刷与含氟牙膏刷牙
1990	口腔健康与全身健康	爱牙、健齿、强身
1991	儿童与口腔健康	爱护牙齿，从小做起
1992	爱牙、健齿、强身	爱护牙齿，从小做起，从我做起
1993	爱牙、健齿、强身	天天刷牙，定期检查
1994	口腔卫生	健康的生活需要口腔卫生
1995	氟与口腔健康	适量用氟，预防龋齿
1996	饮食习惯与口腔健康	少吃含糖食品，有益口腔健康
1997	口腔卫生与龋病、牙病疾病的预防	愿健康的牙齿伴你终生
1998	口腔健康与社会文明	健康的牙齿，美好的微笑
1999	老年人口腔保健	不分年龄，人人享有口腔健康
2000	避免牙齿损伤	善待牙齿
2001	吸烟与口腔疾病	吸烟有害口腔健康
2002	关注牙周疾病	预防牙周疾病，维护口腔健康
2003	关注牙周疾病	有效刷牙，预防牙周疾病
2004	口腔健康与生命质量	维护口腔健康，提高生命质量
2005	孕妇口腔健康	关注孕妇口腔健康
2006	婴幼儿口腔健康	关爱婴幼儿口腔健康
2007	口腔健康促进——面向西部，面向儿童	健康的牙齿能伴随您终生
2008	关注中老年人口腔健康	健康的牙齿是幸福晚年的保证
2009	维护口腔健康，提高生命质量	拥有健康口腔，笑容和谐美丽
2010	窝沟封闭，保护牙齿	
2011	健康口腔，幸福家庭	
2012	健康口腔，幸福家庭	关爱自己，保护牙周
2013	健康口腔，幸福家庭	关爱老人，修复失牙
2014	健康每一天，从爱牙开始	
2015	定期口腔检查，远离口腔疾病	
2016	口腔健康，全身健康	
2017	口腔健康，全身健康	
2018	口腔健康，全身健康	护健康口腔，助健康体魄，享健康生活
2019	口腔健康，全身健康	刷牙漱口用牙线，洁牙护龈促健康
2020	口腔健康，全身健康	均衡饮食限糖减酸，洁白牙齿灿烂微笑

形式多样、内容丰富的社会咨询是爱牙日的主要活动。通过图文并茂的展览、广播、录像、知识竞赛、文艺表演和各种讲座等多种形式，组织医务人员深入中小学和幼儿园，给学生和儿童讲解口腔卫生知识，检查口腔，治疗牙病，教刷牙，表演刷牙操，进行刷牙比赛，不少地方还充分利用人群最集中的公共场所，放映口腔卫生科普影片和幻灯片，在老年活动中心举办专题讲座。新闻广播、报纸积极配合，使爱牙日活动深入千家万户。

人类最早的"龋"的记录和牙刷制作是怎样的？

在公元前约1400年的中国甲骨文中记载有人体解剖部位名称和各种疾病名称。

甲骨文中的"齵"字，即表示牙齿上的窟窿，意为"齟""齬"齿被"齤"虫蚀腐为"齵"龋。甲骨文中关于"龋"的记录是人类口腔医学史上最有意义的成就。

1985年，成都市博物馆考古队和四川大学博物馆在成都市指挥街清理唐代（618年~907年）灰坑时发现骨质牙刷柄四把。其中一把长17.8cm，头部略宽，最宽处1.1cm，但较薄，厚仅0.2cm，中后部逐渐缩窄，同时增厚，约0.5cm×0.4cm。其前端植毛部共有12个植毛孔，纵行2排，每排6孔，孔径0.3cm，孔与孔之间距离相等，其植毛孔上下相通，与现代略异。这一发现把我国植毛牙刷的发展史向前推进至唐代，认为我国在距今1000多年的唐代就已经有植毛牙刷了。唐代灰坑发现的牙刷是至今发现的世界最早的牙刷。

人类最早的假牙制作和麻醉拔牙是怎样的？

公元前700年，意大利伊特鲁里亚人擅长于牙科技术。他们用黄金来做假牙的桥托，用骨头或象牙雕成假牙，有时也采用从人嘴里取出的牙。他们技艺高超，发明了装配用金箍固定的假牙的方法。

1844年，美国维尔斯（Horace wells）用笑气（N_2O）麻醉拔牙，1846年，莫尔顿（Morton）用乙醚麻醉拔牙。从那时起，笑气和乙醚不仅用牙科手术，也被广泛推广到外科手术中。

口腔医院有哪些分科？

一般口腔医院开设有牙体牙髓病科、口腔颌面外科、口腔修复科、口腔正畸科、综合急诊科、牙周黏膜病科、特诊科、口腔种植科、口腔预防科、儿童口腔科、关节病及口颌面痛科等口腔临床医疗特色科室。现以空军军医大学口腔医院为例介绍各科情况。

（1）牙体病科（补牙）：主要诊治各种龋病（虫牙）、急慢性牙髓炎、尖周炎、黑黄牙漂白、牙齿敏感症、楔形缺损、外伤牙折等牙体病。诊治方法先进、疗效可靠，特别是对牙齿大面积缺损的钉固位修复技术，独具特色。

（2）儿童口腔科：主要诊治14岁以下少年儿童的各种牙病，如龋病（虫牙）、急慢性牙髓炎、尖周炎、儿童咬合诱导，同时提供少年儿童乳牙更换期的健康咨询及儿童牙齿涂氟与窝沟封闭等技术服务。

（3）牙周黏膜病科：主要诊治牙龈炎、牙周炎、溃疡性口疮、疱疹性口炎、扁平苔藓、口腔黏膜白斑及各种舌病、口唇部炎症等。开展有松牙固定术和维护牙周健康的洁牙术。

（4）口腔预防科：主要是对来诊患者进行口腔健康卫生宣教，为患者提供爱牙、健齿、健身咨询的牙病防治指导，同时还开展各种牙病的诊治工作，为患者提供全面的口腔健康查体及牙体病（补牙）的诊治服务。

（5）口腔颌面外科：①门诊：以诊治拔牙、口腔颌面部炎症、外伤、骨折、肿瘤、面部整容、整形、面瘫、三叉神经痛、颞下颌关节病、唇裂、腭裂、面部血管瘤等病症和开展面部医学美容、生活护理美容及各种门诊手术为主要服务特色。②病房：配有135张病床，接收门诊上述患者的入院手术治疗，为患者提供康复服务。

（6）牙齿种植中心：是医院新开设的具有国际先进水平的特色门诊，主要是利用生物材料以骨种植的方式来修复单个、多个或全口牙的缺失，能够较完善地恢复口颌的正常功能，有"人类第三副牙齿"的美誉。

（7）特诊科：面向全社会开展特需医疗服务。主要开展补牙、镶牙（活动假牙、固定假牙）和牙齿洁治等业务。诊室环境优雅舒适，设备先进，服务热情，保证质量。

（8）修复科：镶配活动假牙、固定假牙、全口假牙及对颌面部缺损的义耳、义眼等进行修复。活动假牙易于取戴，有利于口腔清洁卫生，经济实用。固定假牙具有固位性好、舒适耐用、体积小巧、咀嚼效率高、不影响发音等优点。

修复科还设有牙齿美容项目，主要是用药物漂白、前牙贴面、树脂粘接等技术使黑黄牙、变色牙、釉质发育不全的牙变白、变美，使过小畸形牙恢复正常外观。同时还开展断牙再接术、松牙固定术，以精湛的技术给患者带来美的感受。

（9）正畸科：诊治儿童、青少年及成年人牙齿排列不齐、开颌、下颌前突（地包天）等牙齿畸形，采用国内外先进的矫治技术，为青少年健康成长提供保证。

（10）颞颌关节病科：主要诊治关节弹响、关节痛、夜间磨牙、下颌运动障碍等病症。

（11）综合急诊科：为患者提供24小时便民服务，实行一次挂号全科一站式综合治疗，在科内实现补牙、镶牙、牙齿美容。为非门诊时间来诊和各种牙科急症与口腔面部外伤的综合性诊疗服务。

（12）面瘫专科：应用恒磁有氧循经无创技术治疗面瘫、口眼歪斜、各种面瘫后遗症、面部抽搐症、腮腺手术后伴发的面神经功能障碍等症，该方法具有无痛、无创伤、不刺破皮肤、安全可靠、疗程短、治愈率高的特点。

（13）老年病科：为患者提供综合性医疗服务及老年口腔病的健康查体服务及系统诊治服务。

（14）疼痛门诊：主要诊治头面部痛、三叉神经痛、舌咽神经痛、非典型性颜面痛、舌痛症、带状疱疹及疱疹后神经痛、偏头痛、骨关节及软组织痛，并提供齿科治疗无痛服务及手术麻醉咨询服务。

口腔的空间结构有哪些？

口腔为消化道的起始部分，是一个多功能的器官，具有消化器、呼吸器、发音器和感觉器的生理功能。口腔前壁为唇，经口裂通向外界，后经咽门与口咽槽骨形成牙弓，将口腔分为两部分，牙列与唇颊之间为口腔前庭，牙列以内为固有口腔。

口腔前庭有哪些具有临床意义的表面解剖标志？

口腔前庭为位于唇、颊与牙列、牙龈及牙槽骨牙弓之间的蹄铁形的潜在腔隙，在息止颌位时，此腔隙经间隙与固有口腔广泛交通，而在正中颌位时，口腔前庭主要在其后部经翼下颌皱襞与最后磨牙远中面之间的空隙与固有口腔相通。牙关紧闭或颌间固定的患者，可经此空隙输入流体营养物质。在口腔前庭各壁上，可见以下具有临床意义的表面解剖标志。

口腔前庭沟：口腔前庭沟亦称唇颊龈沟，即口腔前的上、下界。沟呈蹄铁形，为唇颊黏膜移行于牙槽黏膜的沟槽。前庭沟黏膜下组织松软，是口腔局部麻醉常用的穿刺及手术切口部位。

上、下唇系带：上、下唇系带为前庭沟中线上扇形或线形的黏膜小皱襞，上唇系带较下唇系带明显。制作义齿（假牙）时，基托边缘应注意此关系。儿童的上唇系带较为宽大，并可能与切牙乳头直接相连。随着儿童年龄的增长，唇系带也应逐渐缩小，如果持续存在，则上颌中切牙间隙不能自行消失，影响上颌中切牙的正常排列，需手术治疗。

颊系带：颊系带为口腔前庭沟相当于上、下尖牙或双尖牙区的扁形黏膜皱襞，其数目不定。一般上颊系带较明显，义齿基托边缘应注意此关系。

腮腺导管口：在平对上颌第二磨牙牙冠的颊黏膜上，呈乳头状突起。

做腮腺造影或腮腺导管内注射治疗时，须找到此导管口。

磨牙后区：由磨牙后三角及磨牙后垫组成。磨牙后三角位于下颌第三磨牙的后方，该三角的底朝前，为下颌第三磨牙的颈缘，其尖朝向后方；磨牙后垫为覆盖于磨牙后三角表面的软组织，下颌第三磨牙冠周炎时，磨牙后垫常显红肿。

翼下颌皱襞：翼下颌皱襞为延伸于上颌结节后内方与磨牙后垫后方之间的黏膜皱襞，其深面为翼下颌韧带所衬托。该皱襞是下牙槽神经阻滞麻醉的重要标志，也是翼下颌间隙及咽旁间隙口内切口的部位。

颊脂垫尖：大张口时，平对上、下颌后牙面间颊黏膜上有一三角形隆起，称颊垫。其尖称颊垫尖，向后邻近翼下颌皱襞前缘，此尖约相当于下颌孔平面，为下牙槽神经阻滞麻醉的重要标志。颊垫深面为颊脂垫。该垫因系脂肪组织构成，因而颊垫尖的位置有时不恒定，该尖可偏上或偏下，甚或远离翼下颌皱襞，此时麻醉穿刺点应做相应的调整。

固有口腔有哪些具有临床意义的解剖标志？

固有口腔亦称口腔本部，可见以下具有临床意义的解剖标志。

腭：分隔口腔和鼻腔，腭分为前2/3的硬腭及后1/3的软腭两部分，硬腭在腭前部有骨质部分，软腭在腭后部有肌肉可活动部分。软腭后缘正中突出部为悬雍垂。腭参与发音、言语及吞咽等活动。

舌：分为舌体和舌根两部分。前2/3为舌体，活动度大，后1/3为舌根，活动度小，参与咽前壁的构成，舌背黏膜粗糙与舌肌紧密相连。舌前2/3遍布乳头，分下列4种：①丝状乳头数目最多，但体积甚小，呈天鹅绒状，布于舌体上面，司一般感觉。②菌状乳头数目较少，色红，分散于丝状乳突之间而稍大，有味蕾，司味觉。③轮廓乳头，一般为7~9个，体积最大，排列于界沟前方。乳头周围有深沟环绕，沟内有味蕾，司味觉。④叶状乳头，为5~8条并列皱襞，位于舌侧缘后部，含味蕾，司味觉。舌的感觉神经：后体部为舌神经，舌根部为舌咽神经。舌的运动为舌下神经所支配。

舌的味觉神经为面神经的鼓索支，该支加入到舌神经，分于舌背黏膜。

舌系带：在舌腹面中线基底部。如其发育异常、过短或附着过前时限制舌的活动，常造成吮吸、咀嚼及言语障碍，可做系带修整术加以矫正。

颌下腺导管开口：位于舌系根部两侧，呈对称性乳头状突起。

口底：位于舌位下，由口底黏膜、肌肉等组织所构成。临床上包含舌下、颌下、颏下诸间隙。

口腔的生理结构有哪几部分？

口腔是消化道的起端，由上、下颌骨作骨架，由唇、颊、牙、腭、舌和唾液腺构成。口腔具有摄食、咀嚼、吞咽、协助语言及发音等功能，有时可代替鼻腔，保持呼吸。

（1）唇：分为上唇和下唇，并于两侧相交构成口角，唇的外面是皮肤，中间是肌肉，内为黏膜，皮肤和黏膜互相移行的游离缘形成唇红。唇部的收缩和扩张作用形成开口和闭口运动，唇红的毛细血管丰富且表浅，所以常见呼吸困难的患者因为缺氧而口唇青紫，贫血的患者则口唇苍白。

（2）颊：俗称腮部，位于面部的两侧，由皮肤、皮下脂肪、表情肌、颊肌和黏膜所构成。在上颌第二磨牙相对的颊黏膜上有一突出的肉阜，是腮腺导管的开口。

（3）腭：俗称天花板。分硬腭和软腭两部分，前面为硬腭区，由骨质构成，表面覆盖一层黏膜，将鼻腔和口腔分开，后面是软腭，由肌肉和黏膜构成，在软腭后缘的正中有一个"小舌头"，叫悬雍垂，软腭把口咽部和鼻咽部分开。常见腭裂的患者，口腔和鼻腔相通，食物由口腔流入鼻腔，由鼻孔流出，且语言也不清楚，带有浓重的鼻音。

（4）舌：表面粗糙，可看到许多红色和白色的小乳头，具有品尝"五味"的功能，叫做味蕾。舌的腹侧面有舌系带，舌能搅拌食物，运送食物到牙间，以利于咀嚼和下咽。中医认为舌通过经络与人体内脏相通，因此，人的内脏机能状况都能表现于舌，所以常通过舌的变化对疾病进行分析、辨证、诊断、治疗。

（5）涎腺：包括腮腺、颌下腺和舌下腺。腮腺位于左右两侧耳的前下方，它通过细长的腮腺导管开口于颊黏膜中央。颌下腺及舌下腺开口于舌系带的两旁，当说话、唱歌和咀嚼食物时，唾液腺就从这些腺体分泌出来。唾液不仅使口腔黏膜经常保持湿润，而且通过咀嚼混匀食物，有助于吞咽和消化。

牙齿组织有哪些结构？

牙齿由牙本质、牙釉质、牙骨质和牙髓4部分组成。

（1）牙本质：构成牙的主体，包绕着牙髓腔。牙本质主要由牙本质小管与间质构成。牙本质小管从牙髓腔面向周围呈放射状走行，愈向周边愈细，且有分支吻合。牙本质的内表面有一层成牙质细胞，其突起伸入牙本质小管，称牙本质纤维。牙本质小管之间为间质。牙本质由胶原纤维与钙化的基质构成，其化学成分与骨质相似，但无机成分约占80%，主要为羟基磷灰石，含磷酸钙等，故较骨质坚硬。有机成分由成牙质细胞产生，主要是胶原蛋白。牙本质周边部有一些钙化不全的部分，在牙磨片中呈现为不规则的球间隙（牙冠部）或斑点状的颗粒层（牙根部）。牙本质的部分在牙磨片中呈现为不规则的球间隙（牙冠部）或斑点状的颗粒层（牙根部）。牙本质对冷、痛、触觉刺激较敏感，成牙质细胞的突起可能有感受作用，并将信息传给牙髓内的神经末梢。

（2）牙釉质：为包在牙冠部的牙本质表面，其中无机物约占96%，主要成分是磷酸钙、碳酸钙等，有机物很少，是体内最坚硬的结构，覆盖在牙冠表面，呈乳白色，略透明，质坚硬，能耐受强大的嚼力。釉质由釉柱和极少量的间质构成。釉柱呈棱柱状，主要成分为羟基磷灰石结晶。釉柱从与牙本质交界处向牙冠表面呈放射状紧密排列。在牙磨片标本上可见以牙尖为中心呈褐色的弧线，称釉质生长线（或称Retzius线），是由釉柱在生长过程间歇性的钙化不全而成。

（3）牙骨质：包在牙根部的牙本质外面，其组成及结构与骨组织相似。近牙颈部的牙骨质较薄，无骨细胞。其营养主要来自牙周膜，并借牙周膜纤维与牙槽骨紧密相接。由于牙根部炎症的激惹，牙骨质可以发生吸收或增生，甚或与周围骨组织呈骨性粘连。

（4）牙髓：为疏松结缔组织。血管、淋巴管和神经纤维经牙根孔进入牙髓。牙髓与牙本质间有一层排列整齐的成牙质细胞，感觉神经末梢包绕成牙质细胞并有极少量进入牙小管内。牙髓腔的外形与牙体形态大致相似，牙冠部髓腔较大，称髓室，牙根部髓腔较细小，称根管，根尖部有小孔，称根尖孔。牙髓组织主要包含神经、血管、淋巴和结缔组织，还有排列在牙髓外周的造牙本质细胞，其作用是造牙本质。当牙冠某一部位有龋或其他病损时，可在相应的髓腔内壁形成一层牙本质，称为修复性牙本质，以补偿该部的牙冠厚度，即为牙髓的保护性反应。

牙周组织有哪些结构？

牙周组织包括牙龈、牙周膜、牙槽骨3部分。其主要功能是保护和支持牙齿，使其固位于牙槽窝内，承担咀嚼力量。牙根周围的牙周膜、牙槽骨骨膜及牙龈则统称牙周组织。

（1）牙龈：是由复层扁平上皮及固有层组成的黏膜。牙龈包绕着牙颈。老年人的牙龈常萎缩，牙颈外露。牙龈是附着在牙颈和牙槽突部分的黏膜组织，呈粉红色，有光泽，质坚韧。牙龈边缘称为龈缘，正常呈月牙形。龈缘与牙颈之间的小沟称龈沟，正常龈沟深1~2mm。两邻牙之间的牙龈突起称龈乳突。

（2）牙周膜：是位于牙根与牙槽骨间的致密结缔组织，内含较粗的原纤维束，其一端埋入牙骨质，另一端伸入牙槽，将两者牢固连接。老年人的牙周膜常萎缩，引起牙松动或脱落。牙周膜由致密结缔组织所构成。多数纤维排列成束，纤维的一端埋于牙骨质内，另一端则埋于牙槽窝骨壁里，使牙齿固位于牙槽窝内。牙周膜内有神经、血管、淋巴和上皮细胞。

（3）牙槽骨：是颌骨包绕牙根的部分，借牙周膜与牙根紧密相连。牙根所在的骨窝称牙槽窝。牙槽骨和牙周膜都有支持和固定牙齿的作用。

牙齿有哪些分类与名称？

人一生中先后要长两次牙齿，即乳牙和恒牙。乳牙20颗，恒牙28~32颗。

根据牙的形态特点和功能特性，恒牙分为中切牙、侧切牙、尖牙、双尖牙（第一、二前磨牙）、磨牙（第一、二、三磨牙）。乳牙没有双尖牙及第三磨牙。为了缩减临床书写或口述牙的全名，常用代号来表示，目前最常用的方法如下。

以"+"符号将上下牙弓分为四区。符号的水平线用以区分上下；垂直线用以区分左右。或以ABCD分别代表各区，A代表右上区，B代表左上区，C代表右下区，D代表左下区。恒牙用阿拉伯数字1、2、3、4、5、6、7、8代表，乳牙用罗马数字Ⅰ、Ⅱ、Ⅲ、Ⅳ、Ⅴ代表。

牙齿的表面由哪几部分构成？

从外部观察，牙体由牙冠、牙根及牙颈3部分组成。

（1）牙冠：在牙体外层由牙釉质覆盖的部分称牙冠，也是发挥咀嚼功能的主要部分。牙冠的外形随其功能而异：功能较弱而单纯的牙，其牙冠形态也比较简单；功能较强而复杂的牙，牙冠外形也比较复杂。正常情况下，牙冠的大部分显露于口腔，称为临床牙冠。以牙颈为界的牙冠称为解剖牙冠。

牙冠的各个面都有一定名称。以正中线为准，每个牙冠靠近中线的一面称近中面，远离中线的一面称远中面，靠近舌（腭）的一面称舌（腭）面，后牙靠近颊部的一面称颊面，前牙靠近唇部的一面称唇面，上下后牙相对咬合的一面称为咬合面，前牙没有咬合面但有切缘。

每个后牙的牙冠都有5个面：近中面、远中面、颊面、舌（腭）面和咬合面。每个前牙的牙冠都有4个面（近中面、远中面、唇面、舌或腭面）和1个切缘。应用此方位的同一道理，也可标出各个牙尖、牙根的名称，如颊侧牙尖称颊尖，舌侧牙尖称舌尖。牙根则可称为远中根、近中根、远颊根、近颊根等。

（2）牙根：在牙体外层由牙骨质覆盖的部分称牙根，也是牙体的支持部分。其形态与数目随着功能而有所不同，功能较弱而单纯的牙为单根，功能较强而复杂的牙，其根多分叉为2个以上，以增强牙在颌骨内的稳固性。每一根的尖端称为根尖，每个根尖都有通过牙髓血管、神经的小孔，称为根尖孔，在正常情况下，牙根整个包埋于牙槽骨中。

（3）牙颈：牙冠与牙根交界处呈一弧形曲线，称为牙颈，又名颈缘或颈线。

牙齿的生理功能有哪几部分？

（1）咀嚼功能：牙齿是咀嚼的主要器官，它将食物切割、撕裂、捣碎和磨细，同时通过咀嚼刺激颌面的正常发育，也增进牙周组织的健康，并反射性地引起胃肠蠕动，使消化系统处于活跃状态。

（2）发音和语言功能：牙的位置限定了发音时舌的活动范围以及舌、唇、牙之间的位置关系，直接影响着发音的准确性与言语的清晰程度。口腔中舌、软硬腭、上下唇、牙齿对语言发音关系较大，当这些部位出现缺损、畸形时，则发音遭受一定障碍。如前牙缺失时，舌齿音"d""t"、双唇音"b""p"、唇齿音"f""v"、齿音"s"等发音均受到很大影响。

（3）保持面部的正常形态：牙弓内的牙齿紧密连接成为整体，互相支持，同时上下牙弓有正常的咬合关系，而使唇颊部丰满，肌肉张力协调，面部表情自然。若牙缺失较多，则唇颊部软组织因失去支持而显塌陷，面部皱纹增加，显得苍老。牙弓及咬合关系异常者，面形也受到影响，如反Y面中1/3显凹陷，下颌显前突。

牙齿的萌出与替换是怎样的？

无论是长乳牙，还是换恒牙，医学上统称为牙齿的萌出。牙齿萌出有一定的时间，并按一定的次序。左右同名牙齿是成双长出的。人们常把牙齿长出来的时间作为儿童发育成长的标志。要是不按一定次序长牙，牙齿就不易排齐。

一般从6个月左右开始出牙，2岁半左右乳牙全部出齐，共20颗乳牙。下牙萌出的时间一般比同名上牙早，第一乳磨牙比它前面的乳尖牙萌出早，对此，家长不要误认为不正常。

有的婴儿出牙稍晚，可以相差三四个月，如果超过1岁还没有出牙，应该就医检查。出牙过早的婴儿也是有的，出生不久就长出乳牙，这是因为乳牙胚距离口腔黏膜较近。只要过早长出的牙不造成哺乳困难，不损伤对颌牙齿，不松动，不会造成吸入气管的危险，就可以不管它。否则就应及早拔除。

儿童长到6岁，乳牙即将逐渐脱落，它的使命将由恒牙完成。恒牙替换乳牙的时间是6~12岁，这一时期称为儿童换牙期，这一时期因儿童口里既有乳牙又有恒牙，所以又叫混合牙列期。

牙齿替换的规律是：先下颌后上颌，先中间后旁边；只有3个例外，即第一磨牙最先萌出，尖牙与其后面的1颗第一双尖牙长出的次序是颠倒的，上颌侧切牙可能比下颌侧切牙先出。另外，左右同名牙同时长出，女孩换牙较男孩早半年，这点恒牙和乳牙是一样的。

口腔黏膜的生理功能有哪几部分？

口腔黏膜由上皮及上皮下的结缔组织所组成，前者相当于皮肤的表皮，后者相当于皮肤的真皮。口腔黏膜主要有屏障、感觉、免疫、助消化功能。

（1）屏障功能：口腔黏膜是覆盖在口腔表面的一层上皮性膜，可以阻挡并排出有害刺激。口腔黏膜的屏障功能除机械阻挡作用外，还可分泌溶菌物质，如溶菌酶、黏多糖等。溶菌酶能溶解革兰阳性细菌，唾液分泌的黏多糖能灭活某些病毒。固有层的结缔组织中胶原纤维互相交织成纤维束，可以抵抗加于黏膜表面的压力。寄居在黏膜上的正常菌群如口腔中唾液链球菌产生过氧化氢，能抑制白喉杆菌和脑膜炎球菌等。

唾液屏障：唾液形成了口腔黏膜的第一道屏障。唾液对口腔黏膜的机械冲洗作用，一方面排出了有毒物质，另一方面使微生物不附着于黏膜表面形成克隆，阻断了微生物致病的关键步骤，也是第一步——黏附。

上皮屏障：完整的黏膜上皮是阻止异物、微生物进入深层组织的天然生理屏障。

（2）感觉功能：口腔黏膜具有痛觉、温度觉、触觉、压觉以及味觉。痛觉的感受器是游离神经末梢。口腔黏膜的痛觉阈值较皮肤高，可以接触比较粗糙的食物而无疼痛。在颊黏膜与第二磨牙相对部位存在无痛点区。关于口腔黏膜的温度感觉纤维，有人认为冷的感觉纤维属有髓鞘纤维，热感觉纤维属无髓鞘的C纤维。触觉与压觉的感受主要是通过有被囊的神经末梢。口腔内各个部分对触、压觉敏感性不同，舌尖最敏感，硬腭前部次之，而颊、舌背和牙龈则较迟钝。味觉的感受器是味蕾，主要分布于舌黏膜，也分布于软腭、会厌与咽部等处。酸、甜、苦、咸4种味觉：舌尖对4种味觉都敏感，但对甜和咸最敏感；舌的外侧缘对酸和咸敏感；舌根部对苦的刺激敏感。据实验结果显示，人对4种基本味觉的敏感性的顺序为：苦>酸>咸>甜。人对甜味的耐受性最大，而对苦味的耐受性最小。

（3）免疫功能：包括非特异性免疫及特异性免疫。非特异性免疫中，口腔黏膜屏障中巨噬细胞、多形核白细胞等具有重要作用。特异性免疫包括细胞免疫及体液免疫。黏膜上皮内郎格罕细胞和脑回状细胞在外源性抗原刺激后明显增加，郎格罕细胞可选择性摄入大量外源性抗原，被认为是外源性抗原的"陷阱"。唾液中的分泌型IgA（sIgA）也是黏膜局部抗感染免疫的重要因素。

（4）助消化功能：口腔黏膜下结缔组织中有大小涎腺，能分泌唾液，帮助消化，使口腔黏膜润滑，帮助食物下咽，有助于咀嚼及舌的运动。

唾液有什么生理作用?

唾液的主要生理作用:一是湿润口腔与调和食物。口腔湿润了,对说话和进食都有利,由于充分咀嚼,唾液充分调和,食物团容易下咽,食物中有味的物质被唾液溶解,刺激味蕾,才能有甜、酸、苦等味觉。二是唾液有保持口腔清洁和保护口腔的作用。唾液的分泌有助于清除口腔中的食物残渣,以免由于时间过长,细菌繁殖、发酵发臭;对酸性等有害的或刺激性强的物质唾液会大量分泌予以稀释,以免口腔黏膜遭受腐蚀;唾液中的溶菌酶有杀菌作用;唾液中的碳酸氢钠和黏蛋白能中和胃酸,所以唾液咽到胃里,可以大大降低胃液酸度。三是消化淀粉作用。唾液中的唾液淀粉酶能促使食物中的淀粉分解为麦芽糖,唾液淀粉酶的消化淀粉作用很强。四是唾液与龋病和牙周疾病发生有关。唾液所含成分中有钙盐、铵盐等无机盐类,对产酸细菌有抑制作用,并与牙结石的形成密切相关。唾液的缓冲作用对维持牙釉质的矿物质动态平衡起关键作用。

怎样区别恒牙和乳牙?

儿童从6岁左右开始换牙,到12~13岁时全部乳牙退换完毕,为恒牙所代替。儿童6~13岁为乳牙、恒牙替换时期,这阶段口腔内有乳牙也有新长出的恒牙,称为混合牙列时期。有的父母不能区别乳牙和恒牙,如下颌恒切牙常萌出在乳切牙的舌侧,双尖牙萌出在乳磨牙的偏颊侧,父母认为牙齿长的位置不对而要求拔除是很常见的,位置不好将来可以调整,而乳牙是将要脱落的牙,如影响恒牙的正常萌出时,是可以拔掉的。学会从口腔内辨别乳牙和恒牙很有必要,乳牙与恒牙的主要区别为:乳牙颜色白,恒牙略黄;恒牙比乳牙有光泽;乳牙的体积比同名的恒牙要小,但乳磨牙的近远中径比替换它们的双尖牙近远中径略大;乳牙牙冠形状各角圆钝,牙颈部及颌面均明显窄缩,牙冠的近颈部1/3特别突出;乳牙因萌出早、钙化低,故磨耗较重,新长出的恒牙则没有磨损。

老年人还能长新牙吗？

某些报刊报道过"老年人换新牙"的消息，引起许多老年人的关注，他们常常询问此事有无科学道理。人们都希望身体强壮地度过幸福的晚年，那么，老年人真的能长新牙吗？

人的一生中只生两副牙，即乳牙和恒牙。乳牙共20个，恒牙共32个，由6、7岁开始至12岁基本换完。

随着年龄的增加，牙齿外面的釉质不断被磨损，牙髓也随着发生退行性变化，髓腔逐渐变小，牙周组织随年龄增长而逐渐退缩。恒牙是人的第2副牙列，一旦脱落，再无代替的牙齿长出。

所谓长出几颗"新牙"，是牙冠破损或牙根折断后遗留的残根，在牙龈萎缩后又暴露出的牙根，比周围牙龈高出1~2mm，没有牙冠。暴露出的牙骨质上布满了棕色色素，深浅不一，牙髓腔已充分钙化，呈乳黄色，为牙本质所代替。牙龈萎缩，于是残留牙根又显露出来了，造成自认为是长出新牙的错觉，由此以讹传讹，引起了长"新牙"的传说。

老年人长新牙，即三生牙的存在缺少科学根据，老年人长新牙的报道并不真实。虽然牙齿的发育也有异常现象，却没有足够的证据说明人有第三副牙列萌出的异常现象。

吃饭细嚼慢咽有什么好处？

牙齿有把食物磨碎并与唾液搅拌以利吞咽的作用。细嚼慢咽能有效地刺激涎腺分泌唾液，防止涎腺功能衰退，使唾液与食物充分混合。涎腺素可以促进皮肤和血管弹力纤维的发育，调节钙和蛋白质代谢。

许多佳肴只有经过细嚼慢咽，才能品尝出美味。有人做试验发现，俩人同吃一种食品，细嚼慢咽的人多吸收蛋白质13%、脂肪12%、纤维素43%。由此可见，咀嚼不细的人，不但容易引起胃病，而且还会使食物中的许多营养物质白白浪费掉。

食物在口腔中长时间咀嚼，通过条件反射能增加胃酸的分泌，有利于食物的消化。

细嚼慢咽还可以预防牙病。牙齿的咀嚼面有许多裂沟，容易留存食物残渣。咀嚼时，牙齿表面受到唾液的冲洗和牙面的自洁作用，有利于减少龋齿的发生。咀嚼时食物不断与口腔黏膜、牙龈摩擦，可以增强牙龈的抗病力。

有些人吃饭时喜欢高声谈笑、狼吞虎咽，这不仅增加了胃肠负担，还直接影响食物的消化吸收，谈笑中还容易把鱼刺卡在咽喉部，甚至误吞假牙或将黄豆、花生等误吸入气管，发生严重并发症。这些都应该引起老年人的注意。

为什么牙齿可以证实一个人的身份？

有时，在作案现场既没有留下指纹，又没有留下血迹，如何是好呢？牙印常常是侦破疑案的一个重要线索。法庭齿科学的问世虽然也有几十年了，但它的发展一直比较缓慢，这主要是由于刑警人员对于现场的牙印没有引起足够的重视。其实，清楚的牙印对于辨认作案者的身份也是行之有效的。

1979年，美国有个罪犯被控谋害了一个学生，但他拒不认罪。后来，齿科学专家与法医会同检查了被害者身上的牙齿印痕，同时用电子计算机影像放大技术研究了被告牙齿的排列以及磨损情况，得出的结论使被告在科学的事实面前不得不认罪。

航空事故死亡率高，损伤类型复杂，尸体毁损严重，有的面目全非，有的尸骨不全，有的未留下任何遗物，因此，牙齿鉴定对空难原因的分析、善后处理都有重要的意义。例如：美国在一次空难事故中，死亡近200人，先是用牙齿判断就认出了80多具尸体的身份。2003年8月24日，位于巴西东北部的阿尔坎塔拉发射场在发射前的最后检修测试时，由于一个发动机出现点火错误而发生爆炸，造成21人死亡，另有20人受伤。在这次火箭爆炸事故遇难者的身份鉴定中，由于遇难者的尸体在爆炸后难以辨认，巴西有关部门只好通过牙齿记录和死者身上的个人财产来辨别他们的身份。据卫生部门官员介绍说，他们将一些遇难者的牙齿记录和遇难者家属提供的记录进行比较以确定遇难者的身份。虽然尸体受到了严重的破坏，但通过牙齿可以辨明身份，那么，牙齿为什么能作为证明身份的主要证据呢？

我们知道，牙齿是人体中最坚硬的部分，它对物理、化学刺激的耐受性很强，变化极为缓慢。牙齿不但能咀嚼食物、辅助说话和起到美观的作用，它还能协助法医判断出一个人的种族、年龄、性别、血型、职业、籍贯等。根据牙齿的大小、形状和排列情况，以及治疗（如充填、补牙、镶牙等）操作时发现和形成的不同特点，只要找到经治的牙科医生和详细的病历，就可以证实一个人的身份。日本东京医科齿科大学教授铃木和男曾说："牙齿是能够说出一个人的整个经历的履历书。"

事实上，在一些严重的火灾案件中，牙齿是鉴定烧焦尸骸的唯一方法。据研究，牙齿在300℃高温时，牙本质纤维可炭化；在800℃时牙本质炭化；915~1090℃时，牙修补材料银汞合金可保持完好，金合金熔化，合成瓷熔化，瓷牙可保存；1200℃时，牙齿仍可保持形态完整。可见，牙齿用于个人识别具有重要作用。有学者研究了22起空难事故的个人识别，牙齿识别比例为33%，如果配合其他方法可达40%。

什么是牙齿芯片身份证？

牙齿芯片身份证的程序是利用牙医资料编制带编码的微型磁盘，磁盘仅有大头针大小，把它放在上臼齿上，可以记录用12位数的编码显示的详细个人特征，然后通过计算机阅读和比对进行识别鉴定。这一程序的目的是在国民很年轻时对牙齿进行编码，在需要时对其身份进行鉴定。从发展的角度看，我国应开展牙齿芯片身份证研制工作，至少矿工、军人、航空人员以及抢险救灾人员、探险人员等特殊工作人员应在牙齿上嵌装牙齿芯片身份证。例如美国牙齿科学协会编制了一项程序，使牙齿鉴定发挥了更大的作用。英国科学家们建议，将一张包含个人所有信息资料的身份证电子芯片镶嵌到牙齿中，这种镶嵌在牙齿中的身份证芯片可以在发生自然灾难或者恐怖袭击后，出现大量遇难者尸体情况下，便于验尸官迅速、准确地确定遇难者的身份。

咀嚼对胃肠道功能有什么影响？

养生学认为，食物靠机械消化和化学消化后吸收营养，第一关是在口腔内通过充分咀嚼的机械消化以及在咀嚼食物时和唾液混合后的化学消化，再吞咽到胃，靠胃液和肠液消化吸收。咀嚼食物越细致，越有利于缩短胃排空时间，狼吞虎咽则会增加胃的消化负担。

咀嚼吞咽动作不仅是为食物从口腔向食管运动做准备，同时涉及副交感神经控制的胃肠运动功能，咀嚼可使味蕾活跃，增加唾液分泌，以增进食欲。日本德岛大学Kimura Y教授研究发现，对于那些不能够进行咀嚼吞咽的患者，自主神经运动会减弱，导致胃肠排空功能降低。蚌埠第二人民医院王磊医生对40例行胃肠道常见手术的患者进行临床观察，将患者分为咀嚼口香糖组和未咀嚼口香糖组，发现咀嚼口香糖组患者的肛门排气时间和排便时间均较对照组快，说明咀嚼口香糖组胃肠功能恢复较快。由于咀嚼口香糖通过神经体液反射刺激消化液分泌，引起肠道黏膜回吸收消化液，促进腹部手术后麻痹的肠管恢复动力，但与此同时并没有食物进入肠管，不会加重胃肠道的负担，不会引起任何的不良反应及并发症，是一种术后恢复胃肠功能理想的辅助治疗。芜湖市皖南医学院查晓娟初步研究表明，咀嚼口香糖能够刺激迷走神经，从而使涎腺分泌增加，大量唾液被分泌到口腔后随吞咽动作咽下，唾液pH值为6~8，能够中和反流到食管中的胃酸，减少胃酸对食管黏膜的刺激和进一步损伤，减轻胃食管反流症的临床症状。

既然咀嚼功能对胃肠道功能如此重要，那么长期伴有严重牙列缺损甚至牙列缺失而致咀嚼功能明显下降的患者，胃肠道健康一定会受到影响。上海市口腔科普陀区中心医院的屠兆京等观察发现，患有糜烂性胃炎并伴有牙列缺失或后牙缺失的患者，其中在进行内科治疗的同时行义齿修复术的患者糜烂性胃炎好转率明显高于单纯进行内科治疗的患者，认为恢复、提高咀嚼功能对提高糜烂性胃炎的治疗效果有一定的辅助作用。波兰Bialystok大学医学院修复科Sierpinska T医生研究发现，在胃部不适患者中戴有全口义齿或局部义齿咀嚼功能下降的患者，与咀嚼功能健全的患者相比，胃黏膜的慢性感染程度及幽门螺杆菌（Hp）感染程度更加严重。以上证据均证明，保持完整的牙列对于成年特别是老年患者的胃肠道健康起着不可忽视的作用。

口腔材料设备有哪些发展？

口腔疾病的医疗离不开口腔材料、设备的发展，牙科设备、口腔材料、日化工业的发展，将为社会大众提供更为舒适的牙科椅位，提供更为美观的牙科修复体。

口腔医学的发展与应用材料、冶金与机械、材料力学、生物力学、电子学、工程技术学及美学密不可分，学科性质属生物医学工程的范畴。因此，作为现代科技革命内容之一的电子计算机技术与新材料技术的突破和创新，极大地推动着口腔修复技术和材料研究的进展。计算机辅助设计和计算机辅助制作技术系统极大地提高了义齿制作效率，制作一个嵌体或全冠仅需30~110分钟，1次完成且自动化程度高，人造冠外形精确，与牙体高度密合。计算机辅助设计与辅助制作（CAD/CAM）使口腔修复学摆脱了传统的方法，跨入现代高科技领域。瓷熔附金属修复体（简称PFM修复体）融合了瓷的美观和金属的高强度双重特性，使得其在口腔修复领域得到了迅速的推广。随着日益增长的美学要求，又出现高强度铝瓷挤压成形技术和铸造玻璃瓷技术，铝瓷材料和铸造玻璃陶瓷材料在生物相容性和美学效果方面又胜一筹。高分子粘结材料和技术逐渐普及，鉴于钛具有良好的生物相容性、耐腐蚀性和综合工艺性能及价廉、来源广泛等优点，加之目前研究中所取得的良好的结果，在不远的将来，钛材很可能会替代镍基合金和贵金属合金而成为牙科主要的合金材料。近年来粘接剂的问世，取代了正畸带环，医生只需将托槽直接粘合在牙齿上，这使固定矫治技术得以简化。

近年来，随着我国医用电子学等尖端科学的发展，口腔器械不断更新改造，产品力求稳定、耐久、安全、多功能、高速度和小型化，在结构上也向着组合式方向发展，使之达到功能齐全、设计合理、便于操作和维修、缩短治疗时间、减轻患者痛苦和降低医生工作强度的目的，这些新技术、新产品的推广应用，必将极大促进口腔医疗工作。当代的科技进步为改善口腔保健服务展示了广阔前景，口腔诊所简洁而设计合理，工作条件改善，设备成本降低和便于保养，现已研制出性质优良且易于使用的口腔保健材料。

病因篇

◆ 有的婴儿为什么迟迟不出牙？

◆ 经常吃零食对牙有害吗？

◆ "虎牙"是怎么回事？

◆ 为什么不要轻易拔除"虎牙"？

◆ 龋病是怎样发生的？

◆ ……

有的婴儿为什么迟迟不出牙?

小儿出牙早晚因人而异,一般地说比正常时间迟2~4个月都算是正常的。有的婴儿1周岁还迟迟不出牙,这种现象称为乳牙迟萌。

引起迟萌的原因至今尚不明确,但是一般认为某些局部和全身因素与牙齿迟萌有一定的关系。例如营养缺乏(特别是维生素D缺乏)和内分泌功能紊乱(垂体与甲状腺功能不足)以及某些传染病(如麻疹)都会使牙齿的生长、发育、钙化及萌出过程发生障碍,致使牙齿延迟萌出。另外,局部因素也可引起部分牙或个别牙晚出,如有的小儿牙龈不明原因的肥大,质地变硬,致使牙穿透牙龈的时间推迟;还有的小儿牙未萌出牙龈前,牙尖处的牙囊间隙液体积蓄,形成萌出性囊肿,致使牙无法萌出,切开部分牙龈放出液体后,牙方能按时萌出。还有一种极罕见的疾病,医学上称为先天性无牙畸形。患儿口腔里可以完全无牙或部分无牙,X线检查的结果表明,患者的颌骨里无牙胚,这是一种遗传性外胚层发育异常疾病,原因是控制牙齿发育的基因变异,但对全身的骨骼发育并无影响。患儿七八岁时需做义齿修复,即镶假牙,并需随年龄的增长和颌骨的发育按期更换义齿。

从牙齿的发育过程来看,所有乳牙的牙冠和第一恒磨牙(又称六龄牙)是在胎儿期发育的,所有恒牙的牙冠是在婴儿、儿童期形成的,因而,许多医生认为孕妇与乳母以及婴幼儿的饮食中应有足够的蛋白质、维生素以及各种矿物质,这对于维护婴幼儿的全身与牙齿、颌骨的健康生长、发育和防治疾病都具有重要的意义。

倘若发现乳牙迟迟不掉,家长应及时带孩子去医院检查、治疗。如果确诊为恒牙已经萌出而乳牙未脱落的,应尽早拔除乳牙,以免影响恒牙的正常萌出。如果已超过换牙年龄,乳牙迟迟未脱落,而恒牙又未见萌出,则不要轻易地拔掉乳牙。如判断为恒牙胚先天缺失,则应尽量地保留乳牙,使其能发挥一定的咀嚼功能。

对恒牙迟迟未萌出要查明原因,以便对症处理。如果为乳牙龋病,则要及时治疗，以免影响恒牙胚的生长发育；因牙槽增生肥大或过度角化而致恒牙不出的，可采用手术治疗，切开牙龈，以帮助恒牙萌出。

经常吃零食对牙有害吗？

所谓零食，指的是正餐之外的时间所吃的一些零星食物，比如糕点、饼干、糖类、水果、干果等。对于这些食物，不能笼统地说对牙齿有益或者有害，必须加以分析。

水果对人体有益，它们含有多种营养物质，特别是含有大量的维生素 C，这种维生素对于预防牙周病、口腔黏膜病、龋病等都有好处。水果还含有一些纤维素，这些纤维素都有摩擦牙面的作用，使牙面光洁。

糕点、饼干、糖类之主要成分是淀粉和蔗糖，属于碳水化合物。这种物质是人体所需要的，但作为零食而经常吃，就不大好。因为零食一般多在白天两餐之间吃，吃完零食之后往往是不刷牙的，这样就会使食物残渣与细菌和唾液中的矿物质在牙缝里沉积，久而久之形成牙结石，容易引起牙周组织发炎。细菌与碳水化合物发酵产生酸性物，也易形成龋齿。

有的父母在孩子睡前故意给些糖吃，目的是让孩子不哭不闹，好好睡觉。这样吃着糖逐渐地入睡之后，也很容易使牙齿龋坏。

无论儿童或成人，如果吃零食的次数过多，必然使牙齿和胃肠都得不到正常的休息，不但加重胃肠的负担，容易引起肠胃病，而且也不利于延长牙齿的寿命。

有些人特别喜欢吃坚果类零食，比如榛子、核桃、山核桃等，为省事就用牙齿去咬开核桃的硬壳来吃，这样也容易损坏牙齿，甚至引起龋齿的断裂，应该改掉这种习惯。

我们不是一概反对吃零食。如果因为活动量大或工作忙，体力消耗多，感觉饿了，两餐之间可以吃些糕点、面包之类的零食，但是一定要注意睡前必须刷牙、漱口。

"虎牙"是怎么回事？

孩子到了十二三岁，替牙期结束，进入恒牙期。这时，有的孩子在两边的口角处各长出一个尖牙，俗称"虎牙"，又称为"獠牙"。"虎牙"实际上就是上颌尖牙，它是最后一个换出来的恒牙（它与乳牙交换）。为什么它会长在其他牙齿的外侧面（唇面）而成为"虎牙"呢？不外乎有以下三方面的原因。

（1）随着人类的进化和科学技术的发展，特别是人类由食生食过渡到食熟食，由食粗糙食品过渡至食精细食品等因素，人类的咀嚼器官逐渐退化，颌骨发育短小，造成牙齿排列不齐。尖牙是最后一个替换的牙，当它的位置被相邻的牙齿所占时，迫使它长到其他牙齿的外侧面。

（2）被尖牙代替的乳尖牙滞留，也是形成"虎牙"的原因。

（3）过早地拔掉了尖牙后面的乳磨牙，后面的六龄牙（恒牙）向前移位，使本来可以容纳得下尖牙的位置缩小，把尖牙挤到其他牙齿的外侧。

怎样避免长"虎牙"呢？只有从防止引起长"虎牙"的原因着手：儿童时期，要定期到医院去检查，早期治疗乳磨牙而不致过早拔掉，对于滞留的乳尖牙，应及时拔掉，使尖牙正常长出。如果确属颌骨发育短小，那么就只有用减少恒牙的数目来解决了，一般的原则是保留尖牙，或拔掉紧邻尖牙后面的第一双尖牙。因为尖牙的牙根最长，牙齿很牢固，不易脱落，它对于保持容貌和牙弓的形状都起着重要的作用，即使是患了牙病，治疗成功的机会也很大。

为什么不要轻易拔除"虎牙"？

上颌恒尖牙不在牙列内，偏唇侧错位萌出，很像老虎的牙齿，所以人们称其为"虎牙"。尖牙是很关键的牙齿，牙根长，在颌骨内生长得很牢固，吃东西时用来撕碎食物。尖牙正好在口角的两侧，能将口角及上唇撑起，使面容丰富，如果失去尖牙，上唇两侧就会下陷，影响面容的美观。

所以一定要保护好尖牙，不能随便拔掉。

长了"虎牙"怎么办？如果由于多生牙或乳尖牙滞留所造成，首先应拔除多生牙或滞留牙，好让尖牙排入牙列。如拔牙后间隙大小差不多，位置也相当，能让尖牙排进牙列，即用手指向内向下压尖牙，帮助它进入牙列，每天压2~3次，每次压20~30下。指压之前，手应洗干净，压的力量以牙感到有轻度压力而不痛，且牙不松动为合适。如拔牙后间隙不足，容纳不下尖牙，就应先开展牙间间隙或先矫治个别牙，争取间隙，好排进尖牙。如果间隙差得太多，不及尖牙宽1/2，通常要拔除第一双尖牙，以获得间隙，好排入尖牙。如果在少年时期拔除第一双尖牙之后，一般在6~12个月内尖牙即可自行调整排进牙列。此时，如果辅以指压迫错位的尖牙，能加速尖牙排入牙列。如多生牙正好处在两颗中切牙之间，拔除多生牙后，应当先用矫治器使中切牙、侧切牙向中间靠拢，让出间隙，排进尖牙。除非完全无间隙排进尖牙，尖牙又有严重畸形、扭转、牙根倾斜才考虑拔除"虎牙"，即唇向错位的尖牙。

龋病是怎样发生的？

龋病是一种由口腔中多种因素复合作用所导致的牙齿硬组织进行性病损，表现为无机质的脱矿和有机质的分解，随着病程的发展而由单一色泽变化到形成实质性病损演变。其特点是发病率高，分布广。第四军医大学口腔医学院曾进行的全国家庭口腔健康询问调查表明，我国家庭成员患龋率为52.05%。龋病是口腔科的常见疾病，也是人类最普遍的疾病之一，世界卫生组织已将其与癌症和心血管疾病并列为人类三大重点防治疾病。

龋病是由多种因素复合作用所致，目前公认的龋病病因学说是"四联因素"学说，主要包括细菌、口腔环境、宿主和时间。

细菌是龋病发生的必要条件，一般认为致龋菌有两种类型：一种是产酸菌属，其中主要为变形链球菌、放线菌属和乳酸杆菌，可使糖类分解产酸，导致牙齿无机质脱矿；另一种是革兰阳性球菌，可破坏有机质，经过长期作用可使牙齿形成龋洞。目前公认的主要致龋菌是变形链球菌，其他还包括放线菌属、乳酸杆菌等。

牙菌斑与龋病关系密切，电镜观察发现，在牙菌斑下方的釉质表面有许多由球菌产酸引起脱钙而产生的凹痕，菌斑基质向釉柱间渗入，从而形成表层部脱钙，开始激发龋坏；另外，如对牙面上附有大量菌斑的实验动物的饮食中添加抗生素，能使其牙面菌斑减少，龋患率降低。上述事实说明，如果能控制牙菌斑，即可在某种程度上控制龋齿。

口腔是牙齿的外环境，与龋病的发生密切相关，其中起主导作用的主要是食物和涎液。食物主要是碳水化合物，既与菌斑基质的形成有关，也是菌斑中细菌的主要能源。细菌能利用碳水化合物（尤其是蔗糖）代谢产生酸，并合成细胞外多糖和细胞内多糖，所产的有机酸有利于产酸和耐酸菌的生长，也有利于牙体硬组织的脱矿；多糖能促进细菌在牙面的黏附和积聚。因此，碳水化合物是龋病发生的物质基础。

涎液的量和质发生变化时，均可影响龋患率，临床可见口干症或有不正常涎液分泌的患者龋患率明显增加。颌面部放射治疗患者可因涎腺被破坏而有多个牙龋。另外，当涎液中乳酸量增加，或重碳酸盐含量减少时，也有利于龋的发生。

牙齿是龋病过程中的靶器官，牙齿的形态、矿化程度和组织结构与龋病发生有直接关系，如牙齿的窝沟处和矿化不良的牙较易患龋，而矿化程度较好、组织内含氟量适当的牙抗龋力较强。

龋病的发生有一个较长的过程，从初期龋到临床形成龋洞一般需1.5~2年，因此，即使致龋细菌、适宜的环境和易感宿主同时存在，龋病也不会立即发生，只有上述4个因素同时存在相当长的时间，才可能产生龋坏，所以时间因素在龋病发生中具有重要意义。

龋病有哪些危害？

龋病是人类广泛流行的一种慢性疾病，有着悠久的历史。在25万年前人类的头骨上就已经发现有龋齿。当前龋病已成为一个世界性问题。有资料显示，1982年仅在美国就有10亿颗龋齿尚需治疗。因此，世界卫生组织已将龋齿列为3个重点防治疾病之一。龋齿是在外界各种因素的共同影响下，牙齿本身的牙釉质、牙本质或牙骨质发生的一种进行性破坏的疾病。

当龋病破坏了釉质侵入到牙本质时，患者遇到冷、热、酸、甜刺激时会感到牙齿疼痛，临床检查可见牙齿上有洞形成，呈黑褐色。此阶段若不治疗，龋洞会逐渐加深，累及牙髓，引起牙髓炎，这时可出现自发痛，还可引起同侧头痛，患者坐卧不安。若再不治疗，炎症继续向牙根方向发展，引起根尖周炎，牙根部肿痛、牙齿松动、咬痛、牙周流脓，严重者面部肿胀、发热、张口受限，细菌入血甚至可引起菌血症。

另外，龋病及其继发的疾病，在一般情况下不会危及人们的生命，通常不会受到人们的重视，这样就加重了龋病危害的严重性。尤其在青少年和儿童中，龋齿的发生率是很高的，得了龋齿，会给少年儿童的口腔健康甚至全身健康造成很大危害。

儿童为何易患龋齿？

从牙结构看，乳牙比恒牙的硬组织层薄，新萌出的恒牙矿化程度也低，抗龋能力自然差些，不如成年人，所以较易患龋齿。

儿童容易患龋齿与其喜欢吃零食有关。随着社会的发展，人民生活水平不断提高，饮食习惯也与以前大不相同，这在孩子们身上表现更为突出。那些粗糙、多纤维而廉价的食物已从孩子们的食谱中消失，取而代之的是细、软、精、甜的高级食品。这类食物的缺点是：含糖量高，能提供致龋菌生存的良好条件；易黏附在牙面上而为龋菌送营养"上门"；使咀嚼运动减少，从而削弱了对牙面的清洁作用，有利于致龋菌繁殖。所以，多给孩子们吃粗粮、蔬菜、水果、肉类等多纤维食物，不仅能弥补精制食品营养单一的欠缺，而且对抗龋也起积极的作用。

儿童容易患龋齿还与其口腔卫生不良有关。孩子们对保持口腔卫生的重要性没有正确认识，没养成饭后漱口和早、晚刷牙的好习惯，这也是儿童多龋的一个重要原因。孩子到3岁时，乳牙已全部出齐，智力发育也到了可接受训练的阶段，就应让他（她）养成良好的口腔卫生习惯，使菌斑和食物残渣等无处藏身，龋的发生就会减少。

根据调查，乳牙萌出后就可患龋。2~3岁是乳牙龋齿的最高峰。6岁时开始恒牙萌出，最早萌出的第一恒磨牙也是好发龋齿的牙齿，由于好发龋齿的乳磨牙尚未替换，6~8岁就成为患龋的最高峰年龄。此期龋齿的发病率比成年人高2倍，体弱多病的儿童发病率更高。儿童不仅龋齿发病率、龋齿平均数高，还由于乳牙体较小与钙化度低，龋的发展也很快。常有一些儿童，他们的口腔中龋齿数多，而且还有不少是严重至不能治疗的末期龋齿。在临床上，曾见到有的儿童20个乳牙尚未出齐就开始出现龋齿，有的儿童20个乳牙个个都患龋病，有的儿童才长出2年的第一恒磨牙竟然因为龋齿而发展成了牙髓炎，9岁的儿童因为未及时来治疗龋齿，甚至不得不将破坏严重以致没法保留的第一恒磨牙拔除。为什么会造成如此严重的后果呢？一个主要原因是家长不了解龋齿的危害性而疏忽了它；还有一些家长则认为乳牙早晚要换为恒牙，牙齿患了龋病也不是什么了不起的事，等到换了牙就好了。其实这种认为乳牙患了龋不需治疗的看法是不正确的，为了使乳牙能保持到正常替换时期，对患有龋病的牙齿应该及时治疗。

"虫牙"里真的有虫吗？

有人说："我长虫牙了。"那么，"虫牙"真的有"虫"吗？龋齿俗称"虫牙"。龋齿是常见的一种牙病，"虫牙"并没有"虫"。然而有许多人缺乏口腔知识，患了龋病，牙齿出现了一个大洞，误认为是虫蛀的，所以龋齿有"虫牙"或"蛀牙"之称。

社会中有些江湖医生为骗钱，善于要弄花招，欺骗患者。在农村常有一些骗人的江湖医生，用花椒籽儿或葱、韭菜籽儿，在火上一烧，里面的心儿烧出来很像小虫子，趁人们不注意的时候，从患者嘴里拿出来，说是牙虫。这纯属是骗人的谎言，"虫牙"里根本就不会长虫子。

其实龋齿并不是虫子把牙齿蛀了，而是由某些细菌（主要是一种变形链球菌，其次是乳酸杆菌）的作用所致。这些细菌能够使口腔里的糖类物质发酵产酸，这种酸性的物质能够使牙齿脱矿，破坏牙齿仅有的有机物，最后在牙齿上形成一个洞。当然，龋齿的发生还与牙齿发育构成不良、排列拥挤、唾液的成分和数量等有关系。一般来说，吃糖较多的人得龋病的几率比吃糖少的人（因我国人民的食物的主要成分是糖类）要高。

龋齿的发展比较缓慢，常需数月或更长的时间方可发展到一定的深度并形成洞穴，影响牙髓组织时才会发生疼痛。所以，成人应每年到医院检查1次，儿童应每隔6个月检查1次，此时由于发现得早，牙齿受到的破坏程度一般都比较轻，多数情况下不会给治疗带来困难。

牙齿排列为何不整齐？

谁都希望自己有一口健康而整齐的牙齿。牙长歪了，不但看上去不美观，有时还会影响咀嚼和发音。更重要的是，牙齿排列不齐，相互拥挤、重叠，刷牙不容易刷干净，牙垢、菌斑堆积在牙缝里，成为细菌滋生、繁殖的场所，容易引起龋齿和牙周疾病的发生。

牙齿为什么会排列不齐？总的说来有两方面的原因，即先天和后天的原因。妈妈在妊娠期间受到外伤、发热生病、药物过敏或营养不良都会影响腹内胎儿的正常发育，造成胎儿的牙颌畸形。也有的是遗传因素，父母亲有明显的牙颌畸形，遗传给下一代造成牙齿排列不齐，这属于先天因素。孩子牙齿排列不整齐，更重要的是由以下后天的系列因素引起。

（1）乳牙过早脱落或滞留：乳牙未到替换年龄过早脱落（或被拔掉），缺牙空隙的两端邻牙便会向这个空隙倾斜和移动，使空隙变小。恒牙萌出时因为空隙过小，不得不歪斜过来或向别处生长，这样牙齿便长歪了。儿童到了替牙年龄，乳牙仍迟迟不退，也会妨碍恒牙正常萌出，造成牙齿长歪、排列不齐。

（2）不良的生活习惯：儿童常会有一些不良习惯，这些不良习惯能够影响颌骨和牙齿的发育。如婴儿有吮吸橡皮奶嘴入睡的习惯，日久会造成上下牙咬合不紧；有的儿童有吃手指、咬铅笔杆、啃指甲、吐舌头的坏习惯，会使牙齿移位，出现空隙，排列不齐；不正确的睡眠姿势，如把手或胳膊垫在一侧脸下睡觉，长期压迫一侧面部，会使颌骨发育不均衡，也影响牙齿的排列；还有的儿童扁桃体肥大或鼻腔有病，鼻子呼吸不畅通，改用口呼吸，张嘴睡觉，日久则上颌骨发育不良，牙弓狭窄，上牙前突，并且嘴唇向外撅翻，影响容貌。

哪些不良习惯可造成牙颌畸形？

产生牙颌畸形，虽然有的是与遗传、先天因素有关，但大部分是由于后天因素和儿童不良习惯造成的。较为常见的不良习惯有下列10种。

（1）吮手指。三四个月的婴儿就会无意识地吃手指玩了。一般来说，孩子长大后，这个习惯会自然消失，但也有的孩子相当顽固，由于手指对门牙的推动力大于嘴唇肌肉的力量，时间长了就会影响牙颌的正常发育，使整个牙齿向外翻翘，形成"开唇露齿"。

（2）吐舌头或舔舌头。儿童乳牙掉了以后，留下一个空当或有残根，有的小孩喜欢用舌头去舔，这会使新生出的牙齿向外翘。

（3）吮奶头。有的年轻父母，见孩子哭啼，常把橡皮奶头塞进嘴里哄孩子，有的孩子则养成咬着奶头睡觉的习惯，这样会阻碍牙齿的正常生长，导致牙颌畸形。

（4）咬笔头、叼尺子。这种不良习惯在孩子做作业时尤为多见，由于在长新牙时，牙齿受到笔头、尺子外来的阻力，使其不能正常往外生长，从而形成"开颌"。

（5）嗑瓜子。有的女孩子对嗑瓜子不大在意，其实瓜子嗑多了，特别是老在一个部位去嗑，时间久了，也会影响牙齿的正常萌出，磨出缺豁来，影响牙齿的整齐美观。

（6）咬嘴唇。这会造成下颌收缩、上颌突出。

（7）口呼吸。经常用口呼吸，会使两侧的颊肌压迫牙齿，使牙列变窄，门牙被挤出向外翘，造成畸形。有口呼吸习惯的儿童，除纠正不良习惯外，还要及时检查鼻腔里有无其他的疾病。

（8）偏侧咀嚼。如果长期习惯用一边嘴吃东西，会使两侧颊肌、颌骨发育不正常，脸形变歪，一边胖一边瘦，失去平衡。

（9）手握拳头顶着侧面部睡觉。可导致颌面发育畸形。

（10）有的小孩喜欢模仿孙悟空、老熊龇牙咧嘴的怪样子，时间长了自然而然也会养成一种顽固的不良习惯，使牙列变窄，门牙外翘，或形成"地包天"等。

上述种种不良习惯，无时不在孩子身上起着潜移默化的作用，影响儿童牙齿生长发育，甚至发展成牙颌畸形。

刚换出的门牙的牙冠为什么呈锯齿状？

6~8岁的孩子该换牙了，刚萌出的上下门牙可以看见它的牙冠顶端出现2个小的切迹和3个端而呈锯齿状，好像牙本质缺损的样子，而牙冠的光泽度、透明度及牙冠的形态都是正常的，而年纪稍大一些的孩子却没有这种现象。有的孩子们的家长非常着急，他们总认为这可能是牙齿发育上的缺陷，其实，这不是牙齿发育问题，而是因为上下门牙牙冠的唇面是由3个生长叶互相融合发育而成，所以长出门牙的切缘上有轻微隆起的3个尖峰，牙齿边缘自然就像锯齿一般。在咀嚼食物的过程中，这3个尖峰被逐渐磨平，所以年纪稍大的孩子和成人的门牙就没有锯齿了。

还有一点要说明一下，就是在上颌门牙的牙面上，有时可以看到有2条上下平行的、与边缘切迹相通的浅沟。有的人牙上的沟深一些，看得较清楚，有的浅一些，看得不太清楚，这也是牙胚3个发育叶融合后遗留在牙齿上的痕迹。

上颌门牙靠不拢是怎么回事？

儿童在7~8岁时，长出上颌恒中切牙，8~9岁时，长出上侧切牙。有的儿童在上中切牙长出后，常在2个中切牙之间有一条1~2mm宽的牙缝，既影响发音，又影响美观。造成上颌门牙合不拢的原因有两个。

（1）上唇系带位置过低：正常时将上唇外翻，可见唇正中有一条薄而窄的黏膜皱襞，由唇内侧延至牙龈，附着在距龈缘上方3mm处，叫上唇系带。在婴儿时期，唇系带与牙槽嵴相连。随着乳牙的萌出与牙槽骨的发育，唇系带逐渐退缩，如退缩不好，唇系带宽厚且位置过低时嵌在2个中切牙之间，就会使2个中切牙靠不拢，在2个中切牙之间形成缝隙。

（2）埋伏多生牙：形成中切牙靠不拢的另一个原因是2个中切牙牙根之间可能埋伏有多生牙。由于多生牙位于2个切牙之间，因而使中切牙靠不拢，形成一缝隙。判断有无多生牙只需拍一张中切牙的牙片即可。

家长若发现孩子中切牙间有缝隙合不拢时，可带孩子到医院口腔科检查治疗。如属唇系带位置低所致，可于10岁后行唇系带手术。若因埋伏多生牙之故，应尽早手术摘除多生牙。若2颗中切牙靠不拢，经检查除外了有唇系带位置过低和埋伏多生牙等障碍后，在其生长发育过程中，待上恒侧切牙萌出后多能自行调整而靠拢排齐。若待前牙乳恒牙更替完毕后，间隙仍不能自行调整时，可用正畸的办法使其靠拢。

牙齿色泽是如何产生的？

牙齿的牙冠由牙釉质、牙本质、牙髓组成。牙釉质位于牙冠表面，是一层由氢氧基磷灰石组成的坚硬、白色透明的组织，它保护着牙齿内部的牙本质和牙髓组织，因此，光亮完好的牙釉质是牙齿健康的保证。这个表层的主要化合物是磷酸钙结晶，它是人体里最硬的组织。在牙釉质的下方是牙本质和牙周韧带。牙本质的主要成分是非晶态的磷酸钙，而牙周韧带则包围着输送给牙齿营养的血管和神经。当光线穿透牙釉质而被牙本质反射时，就折射出珍珠般的光泽。

洁白的牙齿能给人增添几分俊美，有些人由于黄褐的牙齿使容颜大为减色。

一般常见的牙齿异常着色的原因是什么？

牙齿变色由两种原因造成。一种是牙质受某种元素影响为内源性黄牙，如氟牙症、四环素牙等。以往牙齿发育过程中，这些元素与牙质的羟基磷灰石老层螯合，呈均匀状或条纹状的黄灰颜色，这种牙齿不能变白，用各种方法漂白也是表层变白，不耐久，漂白后不久又恢复原来的颜色。另一种是由于食物色素贴在牙面上，呈黄色或灰色，如吸烟的烟垢，咖啡、茶的色素附着在表面上呈黄灰色，为外源性黄牙，这种牙用洁治洗牙的方法将污染物清除掉，能使牙齿恢复为白色。

（1）四环素牙：小儿在7岁以前，如经常服用四环素、金霉素、土霉素等药，可能造成四环素牙，症状严重者还可能出现牙齿硬组织缺损。

治疗方法：四环素牙不能采用脱色漂白的方法进行治疗，可采用酸蚀复合树脂进行治疗。

（2）氟牙症：一个人如果从出生起至7岁之间长期居住在饮水中含氟量过高的地区，就可能出现氟牙症。氟牙症牙齿呈黄褐色或黑褐色斑块状。

（3）烟斑：长期吸烟成瘾的人，牙面上往往有黑色素沉着，这是种烟雾颗粒，它紧紧地黏附在牙齿表面，用刷牙的方法是很难刷掉的，必须到医院请专业人员进行清除并磨光牙面，这就是洁牙。

（4）死髓牙：由于牙髓病等造成牙髓坏死后牙齿会逐渐失去往日的光华，变得灰暗。有时修复材料，如用红色牙胶不当进行根管治疗、过薄的牙用金属修补等也会加重牙齿变色的程度。

四环素牙是怎样生成的？

人的牙齿绝大多数都是晶莹光亮、洁白如玉的，每当微笑时，给人以健美、舒服的感觉。但是在一些儿童青少年中，他们的牙齿却不那么洁白、整齐了，有的牙齿发黄、变灰，有的伴有实质缺损。这是什么原因造成的？原来大多数是服用四环素类药物引起的四环素牙症。1990年，第四军医大学口腔医院曾对几个城镇和农村中3~17岁少年儿童的四环素牙发病率进行了调查，结果发现，恒牙患四环素牙症的发病率高达30%。

迄今，四环素已属国家淘汰药物之一，目前凡较大的医院儿科均已禁用。因有些家长和部分医务工作者不了解四环素牙症的危害，还给儿童使用四环素，因此有必要让大家知道四环素对小儿牙齿的危害。使用四环素可引起牙釉质发育不全，使乳牙、恒牙、混合牙列变色。服用一次四环素类药物对牙的损害为79.7%，常服者受损达100%。孕妇服用四环素对胎儿也有影响。在妊娠4个月以上服药者，会使孩子出现乳牙变色或牙釉质发育不全等。

牙齿着色程度与服用四环素类药物的种类、剂量、用药次数和服药年龄有关。一般认为，四环素和地美环素（去甲金霉素）比土霉素和金毒素更容易造成牙齿着色。四环素的用药量和次数与着色程度成正比，即药量越大，次数越多，牙齿着色也越明显；用药年龄和着色程度成反比，即年龄越小，四环素对牙齿着色的影响越大，甚至5岁的儿童服用四环素后长出的恒牙也会是黄色的。

为什么四环素类药物对牙齿有害呢？四环素类药物对于钙离子有亲和作用与毒性作用，与钙离子结合后形成四环素钙复合物，此物质能抑制矿物质的生长及抑制牙髓细胞的胶原合成，而其变化都是不可逆性的，也就是说，黄色的四环素结晶粉末，被人体吸收后与钙相结合，并沉积于牙齿而出现黄牙。另外，四环素还可以通过母体血液进入胎儿体内使乳牙牙胚着色。因为乳牙的牙釉质薄而透明度高，所以乳牙着色比恒牙明显，治疗起来也较为困难。因此，有必要大声呼吁：为了孩子们的牙齿健美，不要乱用四环素类药物。乳牙牙冠的钙化期开始于胚胎的第4个月，完成于生后1周岁，恒牙的钙化期开始于出生后6个月，完成于6~7岁，因此，预防这种牙齿黄染的有效办法就是从胚胎第4个月至出生后6~7岁这段时期，孕妇或婴幼儿生病时，应尽量避免服用四环素或四环素类药物，更应避免长期服用四环素。

黄斑牙（斑釉）与饮水有什么关系？

斑釉又称氟斑牙或黄斑牙，牙齿的釉质呈现粉笔样白垩色斑块或黄褐色甚至棕色斑块，重则釉质缺损，是一种地方病，由儿童于7岁以前牙齿发育矿化期饮用当地含氟量过高的水所引起。饮水中缺乏氟，牙齿的抗龋能力就会减弱。水氟含量以每升水不超过1mg为宜，这种情况下斑釉发生率不高，也能起到一定的防龋作用，但个体因素和其他生活因素可使机体对氟的感受性出现一定的差异。若超过1mg/L，就会产生不同程度的斑釉牙，牙齿矿化障碍形成后，即使再迁往水中含氟量低的地区也不能逆转。

斑釉一般不发生在乳牙上，除非饮水中氟含量特别高时才表现在乳牙上，这是因为乳牙的发生是在胚胎时期，釉质矿化完成在1岁以前，胎儿时期，氟只有少量能通过胎盘到胎儿体内，出生后1年内为哺乳期，乳汁中的氟含量是比较恒定的，不会对乳牙造成影响。

牙结石是怎样形成的？

口腔是一个复杂的生态环境。外界空气、水及食物中的细菌不断地进入口腔，一部分停留在口腔内，一部分随吞咽被排出。口腔内的温度、湿度和复杂的结构都为细菌的生长繁殖提供了适宜的条件，因此口腔中可培养出多种微生物。进入口腔的细菌，要成为口腔细菌群中的一种，必须先在口腔内定居。唾液中的糖蛋白可在牙面上形成一层$1\sim15\mu m$厚的薄膜（称获得性膜），使细菌附着成为可能。一旦牙面获得性膜形成，仅在数分钟内便有细菌附上去，层层沉积，这种细菌性沉积物，称为菌斑，它为牙结石的形成提供了必不可少的矿化核心。牙结石形成所需的无机盐成分则来源于唾液，唾液中所含的钙、磷等矿物盐呈过饱和状态，当唾液流出导管口，进入口腔后，所含的二氧化碳张力降低一半，一氧化碳逸出，唾液pH升高，钙、磷离子即从过饱和状态中析出，沉积在核心的周围。在矿物盐沉积的同时，居于核心中的细菌也逐渐矿化，久而久之，便形成硬化的牙结石。

牙结石是钙化的菌斑附着在牙面上，可分为龈上牙结石和龈下牙结石。显微镜下，牙结石呈层板状结构，中心是各种形状的结晶体，表面永远覆盖着一层尚未矿化的菌斑。实验表明，在无菌状态下，单纯粗糙的牙结石表面对牙龈的机械刺激并不引起牙龈明显的炎症，但长期积压易引起食物嵌塞。牙结石对牙周组织的危害主要在于它构成了菌斑附着、滋生的良好部位，此外，牙结石的存在会妨碍口腔卫生，促使更多的菌斑形成。牙结石本身也容易吸附更多的细菌毒素，对软组织造成刺激，使牙龈充血、水肿，刷牙时出血。

龈下牙结石对牙周组织刺激最重，而刷牙又不能除掉，必须用专门的洁治法除去，也可用根面平坦术除去龈下牙结石和坏死的根面牙骨质。此外，咬合创伤也与牙周病有关，咬合关系不平衡会产生过大的创伤性的力，使牙周组织难以耐受，引起牙周组织的破坏。设计不当的假牙也会使支持它的牙齿松动。牙周病到了晚期，牙根大部分暴露，留在牙槽内的牙根变短，这时咀嚼任何食物都可引起牙周组织的创伤，加速牙齿的脱落。

牙龈出血有哪些原因？

有不少人在刷牙、吐口水或者压迫牙龈时常有出血情况，常见的导致牙龈出血的因素如下。

（1）牙龈炎：在一般情况下，由于儿童不注意口腔卫生，不经常或不定期刷牙，食物碎屑堆积在牙面，造成细菌寄生，日久则形成菌斑，牙菌斑刺激牙龈组织，特别是龈缘，使牙龈发炎红肿而易出血。

（2）维生素缺乏：当维生素C（又称抗坏血酸）缺乏时，可患坏血病，口腔出血明显，同时也可见皮肤及内脏出血。在全身出血之前，可先见牙龈出血。牙龈肿大，稍按压即出血，牙龈呈暗紫色，且口臭。当维生素A

缺乏时，常发生牙龈炎、牙周炎，导致牙龈出血。

（3）血液病表现为牙龈出血：①红细胞增多症：患此病后牙龈特别红，有自发性出血，牙龈及唇黏膜处偶尔有瘀血点，牙龈水肿。②白血病：白血病最易侵犯的是牙龈组织，其主要表现为牙龈增生、肥大、水肿，牙龈及口腔黏膜出血，日常为自发性出血。③血小板减少性紫癜：指周围血中血小板数目减少，多见于女性。口腔牙龈自发性出血，刷牙、吮吸、外伤时出血加重。④血友病：本病是与性别相关的遗传性疾病，主要表现为凝血障碍，多见于男性。出血症状可从婴儿或儿童时期开始，持续终身。见于牙龈、唇、舌、关节及四肢皮下出血，出血时间长，可持续数小数。⑤再生障碍性贫血：是指骨髓功能受抑制、造血功能衰竭，多见牙龈出血。

牙龈出血的防治主要应针对出血原因进行治疗。牙龈炎、菌斑造成的牙龈出血应采用正确的刷牙方法，每日至少刷牙2次。注意口腔卫生可防止牙龈出血。维生素缺乏引起的牙龈出血应多吃新鲜蔬菜、水果，以及补充维生素A和维生素C，可使出血好转。血液病所引起的牙龈出血应住院治疗。

什么是牙周病？

牙周病是发生在牙龈、牙周膜及牙槽骨等牙齿支持组织的一种慢性、进行性破坏疾病，可影响到多数牙齿甚至整口牙齿。牙周病是最常见的口腔疾病之一，也是导致牙齿丧失的一个主要原因。此外，它还可以成为感染病灶，引起其他器官的病变，影响全身健康。

牙周病包括牙周炎、咬合创伤、牙周变性和牙周萎缩。在中老年人中牙周炎极为多见，而且随着年龄的增高，患此病的人数逐渐增加，严重程度也逐渐加深。

牙周疾病有一些常见的症状，当患者自我检查发现这些症状的时候，应尽早就医，根据情况进行相应的治疗。这些症状包括轻微的牙龈出血，如刷牙时刷毛上有血迹、咬食物时食物上有血迹，这往往是早期牙龈炎的指征；照镜子如果发现有牙龈红肿、一碰就出血的情况，也可能是牙龈炎；牙齿有不同程度的松动，牙缝变大，牙根暴露或牙龈红肿、有脓，说明已发展到牙周炎；有口臭说明可能有牙周炎。本病早期多无症状，晚期会出现牙齿松动、牙周溢脓、牙周脓肿等病变，造成牙列缺损或牙列缺失，使咀嚼器官失去完整性并破坏其功能。

牙周病的原因有哪些？

凡是有比牙龈炎刺激时间更长、更为严重的局部因素，如牙结石和软垢堆积、口腔卫生不良、食物嵌塞、微生物作用、不良修复体等，在身体抵抗力下降或致病因素增强的情况下，均可引起牙周炎。此外，全身性因素有时也对牙周炎的发生、发展起着一定的促进作用。因为这些全身性因素降低了牙周支持组织对局部因素的抵抗力和修复能力，从而使原来不能引起病变的局部因素变成可以致病的因素。全身系统性疾病可能对牙周炎的发生及其严重程度的增加起推动作用。

哪些原因可引起肥大性龈炎？

有些人牙龈边缘疙疙瘩瘩、肥厚突出，严重者甚至覆盖部分牙冠，这就是肥大性龈炎。其原因有以下几点。

（1）口腔不洁及牙龈受刺激：牙龈沟内牙菌斑滋生，软垢牙结石堆积；牙间隙食物残渣刺激；牙齿颈部龋坏；长期佩戴矫治器刺激和压迫牙龈。

（2）口呼吸习惯：口呼吸使口腔干燥，牙龈缺少唾液湿润，牙龈沟内细菌大量繁殖，加上空气流的直接刺激，牙龈易发炎和增生。上前牙牙龈增生多是由于这种原因。

（3）牙齿咬合接触不好：嚼东西时有的牙用不上力，有的则受累过度，日久可造成个别牙龈增生肥大；如果儿童前牙深复颌，下前牙经常咬至上前牙内侧牙龈，此处牙龈也会增生肥大。

肥大性龈炎可发生在几颗牙上，也可累及全口牙。开始时，牙龈呈鲜红或暗红色，轻触易出血，牙龈不断增生致使牙龈沟加深，最后成为口袋状，故称牙龈袋。牙龈袋内隐藏大量细菌，常有黄色脓液渗出。显微镜下观察，早期肥大的牙龈内主要是毛细血管充血和增生，这时只要消除不良刺激，牙龈炎性增生可以迅速消退。如果时间久了，牙龈内纤维组织增生，血管成分减少，牙龈变得苍白坚韧，治疗就比较困难了。

口腔溃疡反复发作（复发性口疮）是什么原因？

复发性口疮是口腔黏膜疾病中发病率最高的一种疾病，普通感冒、消化不良、精神紧张、郁闷不乐等情况均能使其偶然发生，好发于唇、颊、舌缘等，在黏膜的任何部位均能出现，但在角化完全的附着龈、硬腭处少见。年龄不限，发病年龄在10~20岁之间，女性较多。一年四季均能发生，溃疡有自限性，10天左右自愈。因口疮经常发生或此起彼伏故称复发性口疮。其病损呈溃疡性损害，溃疡具有周期性、复发性及自限性等特点。

发病原因尚未完全明确，可能为多因素所致，如可能与α-溶血性L型链球菌感染，消化系统疾病，精神因素，内分泌紊乱，缺铁、锌、叶酸、维生素B_{12}等物质，遗传因素，局部损伤等因素有关。还有人认为与纤维蛋白溶解系统功能低下有关。目前多数学者认为本病是一种自身免疫性疾病。

产生口臭的原因有哪些？

口臭是指呼吸时散发出异味的一种症状，分为广义的口臭和狭义的口臭。口臭本身不是病名，而是许多疾病所反映出来的一种症状，英文中的"halitosis"是指来自胃肠道的口臭。有口臭的人自己往往闻不出来，因为鼻子在几分钟内就会适应自己的气味，不会再感到有臭味了。

口臭是一种常见的现象。据美国牙科学会（ADA）曾经的调查显示，92%的牙科医生遇到过因口臭而求治的患者，将近50%的牙科医生每周都会遇到6个以上口臭患者。在更广泛的社会调查中，将近65%的人曾经有口臭的经历。男性的口臭发病率明显高于女性，但女性的就诊人数大大多于男性。许多口臭患者都为此而感到苦恼，到处求医而不得其法。

口臭出自口腔、呼吸道或消化道，也有来自血液的。平时不注意口腔卫生，吃有气味的食物，饮酒、吸烟等均能引起口臭。此外，情绪紧张，局部感染，接触化学物品或某些药物，消化功能与代谢功能紊乱，消化道溃疡，肝脏、肾脏疾病，肺癌和消化道癌肿等，多伴有口臭。虽说口臭涉及多种疾病，但这其中最常见的要数口腔本身的病变了。口臭与个人的生活卫生习惯密切相关，同时，由于男性吸烟和喝酒的比例大于女性，所以男性口臭的发病率高于女性，烟酒的刺激使牙周组织发生病变，口腔微生态发生改变；吸毒者全身免疫力低下，菌群紊乱，使得牙周致病菌大量生长繁殖，菌斑内微生物之间以及机体与菌斑之间相互作用而产生口臭。Tonzetich等曾应用气相色谱仪分析了口臭患者的口腔气体中的各种成分，发现口臭主要与挥发性硫化物有关，其中主要是硫化氢和甲硫醇。

什么是口腔病灶的感染？

口腔病灶感染学说是由Hunter在1900年首先提出的，他认为口腔微生物及其产物与某些全身疾病如关节炎等有关。此后，不少临床报道表明，口腔病灶导致全身疾病，或在除去口腔病灶后全身疾病痊愈或缓解。在20世纪50年代以前，有关口腔病灶的理论非常流行，以致大量患者拔除患根尖病及牙周炎的牙齿。但除去病灶后，仅有一小部分患者的全身性疾病得到治愈，加上那时的资料来源仅限于临床个案观察，缺乏科学的临床分析和验证，病灶学说在20世纪中叶以后逐渐被冷落和否定。这一理论经历了由狂热地拥护、接受到完全否定两个极端过程。20世纪80年代以来，尤其进入90年代后，世界各国不断进行报道，重新引起人们对口腔疾病与全身疾病关系的关注，学者们进行了大规模的流行病学观察或病例对照研究，并用科学的统计分析手段，确实发现二者有一定的关系。已有大量研究事实表明，既不能无根据地把所有病因不明的疾病都归之于口腔病灶，也不能完全否定口腔病灶在一些全身疾病中的影响和作用。

病灶感染应包括下述概念：人体内存在的病灶，并不一定都引起病灶感染；并非临床上所有不明原因的疾病都是由病灶感染所致；病灶不是口腔所特有，因此不能将所有可能与病灶有关的疾病都归因于口腔病灶；目前已有较完善的手段治疗牙髓病、根尖周病等口腔病灶，因此经过妥善处理的口腔病灶，不能再视为病灶感染的来源。

口腔病灶感染的发生机制是什么？

病灶感染的机制可分为两类。其一，微生物由感染灶释出，通过血液播散或淋巴播散而转移。其二，细菌毒素或毒性产物通过血流或淋巴管由感染灶到达远离部位，在这些部位产生变态反应。这种定位倾向可能是一种环境现象，而不是微生物所特有或获得的特征。风湿性心脏瓣膜病患者拔牙后可能并发亚急性细菌性心内膜炎，这便是定位倾向的一个例子。风湿热是溶血性链球菌使组织反应性或敏感性发生改变的结果。在许多风湿热患者中发现了高浓度的抗溶血性链球菌抗体，但是不能从血液或任何受感染的组织中培养出微生物来，这说明该病不是由细菌直接感染引起。有研究认为，病灶感染有时与机体的过敏状态有关。口腔是链球菌的重要来源，细菌毒素和代谢产物的蛋白成分可作为抗原，使某些组织致敏，对病灶感染产生变态反应而致病。值得指出的是，口腔病灶在住院患者中颇为常见，但只有很少一部分人引起病灶感染。与此相反，有些病灶并不严重的患者却有病灶感染，其原因与机体抵抗力以及种族、家族、个体状况、接受被动免疫情况等有关。

现在对口腔感染的危害性有哪些新的认识？

现在，人们对由于牙根和牙龈发炎而引起的感染的危害性又有了新认识。牙周疾病不仅会破坏牙齿支持组织，造成牙龈红肿、出血、牙齿脱落，还会对全身健康造成威胁，口腔病灶感染能导致和加剧许多全身性疾病，成为病灶感染的微生物不外乎草绿色链球菌、溶血性链球菌、白色或金黄色葡萄球菌等。因为牙病有时是没有疼痛感的，所以细菌就可以长期在人体内漫游而不被发现。当某些牙病细菌侵蚀人体器官和关节时，这些细菌还会改变自己的结构，从而使人体免疫力对细菌失去作用，导致或加剧某些全身疾病，如冠心病、糖尿病、肺部感染等的发生发展，严重危害人体健康。

这就是说，一颗发炎或者坏死的牙齿有可能造成像网球肘、胸部疼痛、抑郁症、风湿病、变态反应甚至不育症之类的疾病。例如：德国牙科医生维尔纳·贝克尔认为将近70%的内科疾病与病牙有关。此外，其他研究表明，牙周病与数种重要的疾病之间存在联系，这些病症不仅包括动脉粥样硬化和心肌梗死，而且也包括卒中、肺炎、骨质疏松和导致自发性早产的产科并发症。

口腔病灶感染与肾脏病关系不甚密切，但有些报告认为，慢性肾小球肾炎可能是口腔病灶内的毒素不断作用的结果，清除口腔病灶后不仅可缩短急性期，并能防止肾脏继续受损。与口腔病灶感染有关的主要皮肤疾病是痤疮、脂溢性皮炎、癣、湿疹、中毒性皮炎、脓疱病、疥疮、荨麻疹、牛皮癣、玫瑰糠疹等。此外，多形性红斑等以及长期原因不明的低热，头痛，口腔、鼻腔自觉有臭味等，也可能与口腔病灶感染有关。神经炎、眼静脉炎、男子不育症、周围性面神经麻痹等都曾有过与口腔病灶感染有关的报道。还有一些疾病也可能与口腔病灶感染有关，尽管这种关系还没有确凿证据，但消除口腔病灶对于这类患者是有益的。

牙周病与动脉粥样硬化有关系吗？

美国明尼苏达大学和哥伦比亚大学的研究人员提出的试验报告表明，导致动脉粥样硬化的因素通常是高胆固醇、不运动和吸烟。研究人员的新发现是：牙周病病原体也可以导致动脉粥样硬化。在患有冠状动脉粥样硬化的患者的血液里发现了牙周病病原体。患有严重牙周炎的人相当于在皮肤上有20cm长的慢性伤口。模拟实验证明，牙周病病原体经过伤口进入血管后，会促使产生一种作用与血小板类似的胶状蛋白，它能促使血液凝固。这种胶状蛋白依附在血管壁上，日积月累就会形成冠状动脉粥样硬化，严重时堵塞血管，造成缺血，导致心脏病发作。科学家表示，如果最终证明他们的发现是正确的，那么人们就更应当注意口腔卫生了。

冠状动脉粥样硬化患者的口腔卫生状况明显差于正常人群。牙周病患者的冠心病发病率高于正常人群20%。50岁以下男性牙周病患者或无牙者冠心病发病率高出普通人群70%。牙槽骨吸收严重者致死性冠心病和心脏骤停发生率分别是正常人群的2倍和3倍。美国北方Carolina大学牙科学院口腔生态科Beck等报道了一群已知其口腔健康基准资料的男性，起初均无缺血性心脏病病史，发现有牙槽骨吸收者发生冠心病的几率为牙周正常者的14倍，发生中风几率为牙周正常者的1倍，说明缺血性心脏病、中风与牙周状况（牙槽骨丧失量）显著相关。

牙周病与动脉粥样硬化存在着千丝万缕的联系，牙周病大部分是由口腔不洁和感染所引起，其中绝大多数是完全可以预防的。因此，要从预防着手，做好口腔保健，平时要注意口腔卫生，预防牙周病的发生，提倡早晚刷牙、饭后漱口。一旦发现牙周病应及时治疗。

吸烟会加重牙周病吗？

吸烟时的烟雾对牙龈有直接刺激作用，不同品种的烟其烟雾成分不同，如雪茄烟比纸烟的非游离尼古丁浓度高，更容易穿过口腔黏膜造成损害。因大部分尼古丁是经肺泡吸收入血的，吸烟组人群牙槽骨丧失较多可能是由于吸烟时吸收到全身的尼古丁过多所致。

吸烟是牙周病尤其是重度牙周炎的高危因素，吸烟者较非吸烟者牙周炎的患病率高、病情重，失牙率和无牙率均高。研究表明，吸烟与静止期中牙周病的复发有关，并与吸烟的量有关。重度吸烟者（>10支/日）疾病进展较快，戒烟者较现吸烟者的危险性低。Axelsson等采用随机抽样对35岁、50岁、65岁和75岁的人群调查表明，吸烟者牙齿丧失的数目，在4个年龄组中分别是不吸烟者的0.6倍、1.5倍、3.5倍和5.8倍。Krall等的研究表明，吸烟者可增加牙齿丧失的风险，其危害度吸雪茄者为1.3，吸烟草和纸烟者为1.6。研究表明，牙槽骨的吸收程度与吸烟量有关，与非吸烟者相比，轻度吸烟者发生严重牙槽骨丧失的危险比值为3.25，重度吸烟者达7.28。Axelsson等研究表明，在吸烟者和不吸烟者之间的4个不同年龄组之间平均牙周附着水平差别为0.37mm、0.88mm、0.85mm和1.33mm。在吸烟者的所有分组中，牙周治疗需求也是最高的。由于吸烟增加了附着丧失和骨吸收的危险性，使牙周组织的破坏加重，因而吸烟状况可作为评估个体牙周炎危险度的一个关键指标。

吸烟导致牙周病的发病机制尚未明了，但普遍认为吸烟影响局部的血液循环，影响体液免疫、细胞免疫和炎症过程，尤其是削弱口腔中性粒细胞的趋化和吞噬功能。许多研究表明，吸烟不仅改变中性粒细胞的功能，而且减少血清IgG、IgM和sIgA。吸烟降低局部氧张力，有利于某些致病菌的生长，吸烟者龈下菌斑中的放线杆菌、牙龈卟啉单胞菌、福赛类杆菌的检出明显高出非吸烟者。吸烟者口腔卫生一般较差，牙面菌斑堆积多，牙石形成增加，舌侧龈退缩。吸烟抑制成纤维细胞的生长并使其不易附着于根面，影响创口愈合，其还抑制成骨细胞，导致骨质疏松和骨吸收。一些文献报道，牙周病中吸烟者经非手术或手术治疗后，疗效较非吸烟者差，也有学者观察到，86%~90%的顽固性牙周炎患者是吸烟者。

口腔癌的致病因素有哪些？

口腔癌是指唇、颊、腭、舌、口底、牙龈黏膜部位和唇红缘癌，是世界上10种最常见的癌症之一，已严重危害到人民的生命安全和生活质量。预防口腔癌成为当务之急，那么怎样才能预防口腔癌呢？还是让我们从口腔癌的形成原因说起吧！

口腔癌的发生与以下多种因素有关：①生活方式：吸烟、嚼槟榔、饮酒、营养不良。②环境因素：光辐射、核辐射。③生活因素：口腔感染、局部刺激（口腔卫生不良、尖锐牙以及不良修复体的长期刺激）、病毒感染、梅毒。随着生活水平的提高，人们越来越多地认识到口腔癌的长期预防、早发现、早治疗的重要性，预防口腔癌首先要进行口腔健康教育，包括以下几点。

（1）减少致病因素。①避免吸烟、饮酒和嚼槟榔。②注意对光辐射防护，防止长时间直接日照。③平衡饮食，减少脂肪摄入量，增加蔬菜、水果摄入，提高维生素A、维生素B、维生素E和微量元素硒的摄入量。④不饮过热的饮料，不食过热食品，避免刺激口腔黏膜组织。⑤避免不良刺激，及时调磨义齿锐利边缘，以防止其对软组织进行摩擦、压迫，防止形成创伤。⑥保持良好的口腔卫生习惯，拔除残根、残冠，及时调磨牙齿利牙尖，以免反复咬颊、咬舌。

（2）提高公众对口腔癌警告标志的认识，包括：①口腔内的溃疡，尤其是2周以上尚未愈合者。②口腔黏膜上的白色、红色和发暗的斑。③口腔与颈部不正常的肿胀和淋巴结肿大。④口腔反复出血，出血原因不明。⑤面部、口腔、咽部和颈部无原因的麻木与疼痛。

（3）防止环境污染。无论工作环境还是生活环境如医院、剧院、商店、饭店等地方都应注意污染问题。同时应注意核辐射的污染。

哪些因素可引起唇裂、腭裂（唇腭裂）？

唇腭裂是一种胚胎发育障碍的疾病，其病因至今仍不清楚，据国内外学者进行许多研究工作后认为，造成胚胎发育障碍的原因有许多方面。第一，营养缺乏是产生唇腭裂的重要原因之一。有人用小白鼠做试验，用缺乏维生素B_2、维生素A、维生素E的饲料喂养白鼠，生下的小鼠便为腭裂。第二，遗传因素。有的唇腭裂患者有家族遗传史，甚至母亲及其几个子女都有唇裂畸形。但是，有些患者并无遗传史。第三，感染也会导致畸形，特别是病毒性感染更容易成为致病因素，如母亲妊娠早期患病毒性感冒等。第四，内分泌功能紊乱，特别是肾上腺皮质激素的增加，如妊娠后严重呕吐、思想过分紧张均可引起体内肾上腺皮质激素水平升高，致使胎儿发育畸形。第五，药物作用。有人认为，妊娠早期服用某些药物如催眠药等，都可能会影响胎儿发育，造成畸形。

可影响胎儿发育的因素是多方面的，因此没有单一的方法可以预防唇裂、腭裂。

不管什么原因引起的唇裂、腭裂，其发生的时间都是在妊娠早期。唇裂发生在妊娠第7周，腭裂发生在妊娠第9~12周，所以在妊娠的前3个月内要特别注意妊娠期的卫生和营养，避免发生传染性疾病。保持精神愉快，避免不良刺激，这样或许可以减少唇裂、腭裂发生的机会。

症状篇

- ◆ 儿童牙龈炎有什么特点?
- ◆ 小儿为什么会流口水?
- ◆ 什么叫牙颌畸形?
- ◆ 什么是牙本质过敏症?
- ◆ 什么是牙隐裂?
- ◆ ……

儿童牙龈炎有什么特点?

牙龈炎是儿童的常见疾病。儿童患牙龈炎最主要的原因是口腔卫生不良,此外还与牙齿排列不整齐有关。口腔卫生不良或牙齿排列不整齐的儿童的牙齿和牙龈边缘里外滞积了食物残屑,黏附着菌斑,菌斑里的细菌会产生毒素刺激牙龈,从而使牙龈发炎。如果不加防治,症状加重,牙龈就会自动出血,甚至还会腐烂,发出臭味,范围扩散可波及牙齿和牙槽骨,从而造成严重的后果。所以对儿童来说,不仅要防止龋齿的发生发展,维护牙龈的健康也是不可忽视的。只要家长们重视儿童口腔卫生,也就是让儿童认真地、正确地刷好牙,清除掉牙齿和牙龈上的菌斑,儿童的牙龈炎是完全可以避免的。即使得了牙龈炎,只要及早到医院治疗,其效果也一定很好。

小儿为什么会流口水?

婴幼儿为什么会流口水?我们先从人为什么有唾液说起。唾液,俗称口水,它是从涎腺里流出来的。人体分泌唾液的腺体比较大的有三对,它们分别长在耳下、颌下、舌下,名字分别叫耳下腺(又叫腮腺)、颌下腺和舌下腺。

当我们吃东西或想吃东西时,涎腺就分泌出唾液来,通过咀嚼,唾液与食物搅拌后,再咽入胃里,所以唾液有帮助消化的作用。在不吃东西时,也会有一部分唾液用来滋润口腔。初生的婴儿,涎腺还没有发育健全,所以很少流口水,但到3~4个月以后,涎腺逐渐发育健全,口水就变多了。周岁以内的小儿,由于还不会及时吞咽口水,口水有时就会顺着嘴角流出来,这不算病。如果孩子3岁以后还经常流口水,常常是由于长了口疮,有时候是因为长牙或者牙龈发炎的刺激,这就需要治疗了。流口水多对孩子的皮肤有刺激,容易引起湿疹,所以要给孩子勤擦干、勤换胸巾。每次擦洗干净以后,可在孩子的颈部撒些痱子粉保护皮肤。

什么叫牙颌畸形？

一个人的面部外观形状受上下颌骨的大小、相互位置关系、对称性和牙齿的排列以及上下牙列咬合关系等多种因素的影响，所以，一个人的牙齿排列紊乱与上下颌骨发育畸形必然要影响面部的对称性和咀嚼功能。

一个好端端的孩子，长出一口歪七扭八的牙齿，有的往外翘，有的往里勾，有的拥挤在一起，有的又互相分离，它不仅妨碍儿童的咀嚼功能，而且影响了面容的美观，医学上把这种现象称为牙颌畸形，它是由牙齿和颌骨发育不正常所致。儿童牙颌畸形是儿童口腔疾病中的一种常见病，相当一部分儿童不同程度地患有这种疾病。据我国有的城市调查显示，儿童牙颌畸形患者占29%~48%。

在儿童生长发育过程中，牙齿、上下颌骨与面部相对应地生长发育，受遗传、内分泌、营养、咀嚼以及一些不良习惯的影响。牙齿、上下颌骨和面部三者的关系是非常密切的，如上下颌骨相互关系不正常，可以影响到牙齿的排列；上下牙齿对颌关系不正常，可以使面部不对称而发生畸形；反颌（地包天）既有上下颌骨发育不正，又有牙齿对合不良。这些都可以直接影响面部外观。

什么是牙本质过敏症？

牙本质过敏症定义：暴露的牙本质对外界刺激产生短而尖锐的疼痛，典型的刺激包括温度刺激、蒸汽刺激、触碰刺激、渗透压刺激或化学刺激，并且不能归因于其他任何形式的牙体缺损或病变。

口腔疾病很多状况与牙本质过敏症有共同的症状，因此，鉴别诊断很必要。这个定义要求口腔医生认识到牙本质过敏症与其他潜在的、导致与牙本质过敏症相关疼痛的区别。

牙本质过敏症俗称倒牙，中医称"齿龊""齿酸""齿寒"等，是一种牙齿受到温度（冷热）、化学（酸、甜）和机械（刷牙、咬硬东西）刺激时感觉酸软疼痛的症状，它不是单独的一种病，而是各种牙体缺损时共有的症状。牙体缺损常由于磨耗、外伤或刷牙不当等造成，使牙釉质缺损，牙本质暴露，外界刺激通过牙本质和造牙本质细胞的胞浆突起传导，产生敏感症状；或因某些全身性疾病或特殊生理状态如神经官能症、长期失眠、月经期、妊娠期等，全身的应激性增高，神经末梢的敏感性增强，即使牙本质没有暴露，也会感到全口牙齿极度敏感不适；在口腔颌面部行大剂量放射治疗后，牙齿普遍脱钙变软，牙颈部极其敏感，也可以出现过敏症。牙本质过敏症主要表现为对冷热、酸甜、机械刺激（咬硬东西）敏感，牙齿酸软、疼痛。当这些刺激去除后，疼痛立即消失，没有自发疼痛，用探针检查可在牙面上找出一个或数个敏感点或酸感区。

什么是牙隐裂？

牙隐裂是一种临床上多见，而又容易被人们所忽略的疾病，其危害不容我们忽视，大多表现为咬合痛，具体情况如下。

牙隐裂在医学上又称不全牙裂或牙微裂，指牙冠表面的非生理性细小裂纹，常不易被肉眼所见，它可深入到牙本质深层。表浅的隐裂一般无明显症状，较深时则有遇冷热刺激敏感，或是有咬合不适感。深的隐裂因已达牙本质深层，可有自发痛或遇刺激物后疼痛延迟、疼痛剧烈，并可有定位性咀嚼剧痛，也就是咀嚼时疼痛将定在某一个牙上或几个牙上。

牙隐裂之所以会发痛，其主要原因是牙齿本身结构较薄、硬度较差，咬合时应力集中。其次为牙尖斜面过大，咬合时作用在牙齿上的水平分力过大，易发生隐裂。牙尖的斜面过大主要是由创伤颌力造成的，因此有不恰当的咬合关系时应及时就医进行调颌治疗。牙隐裂发生的部位以上颌磨牙最多，其次为下颌磨牙和前磨牙。多发生于咬合时主要承担力的牙尖，也易在牙尖与牙尖的沟裂处发生隐裂。为进一步确诊，可去医院就诊，在排除龋病、深的牙周袋，在牙面上又无过敏点时可考虑此病。用碘酊涂牙面，使它渗入隐裂染色，如有条状染色，便可确诊。

当我们发现并确诊牙隐裂后，该如何进行治疗？对于浅表的隐裂，无明显症状，可及时进行调颌，磨改，也可作预防性充填。对于较深的裂纹或已达到牙髓时，应进行牙髓治疗，同时调改牙尖斜面，去除患牙承受的致裂力量，并对全冠给予保护。

为了预防牙隐裂，不致其发展加深，我们提倡定期进行口腔预防检查。对广大群众进行口腔健康教育需要全社会的支持，医疗部门医务人员应起先锋骨干作用，科学地进行口腔教育，这样，人们才能有意识地定期进行口腔检查，预防口腔疾病的发生，减少失牙率。

慢性唇炎是怎么回事？

慢性唇部炎症包括糜烂型唇炎、干燥脱屑型唇炎（又名单纯性唇炎或剥脱性唇炎）、腺型唇炎、肉芽肿性唇炎。

糜烂型唇炎可能与精神、病灶有关，多数可能与各种长期的慢性持续性刺激有关，例如可因久处于空气干燥环境、高温作业或户外工作经风吹日晒所致，故有光化性唇炎之称。在摄入含卟啉多的食物，服用西药氯丙嗪、异烟肼等，或用中药当归、补骨脂等，均可使卟啉代谢紊乱，在此情况下经日光曝晒后，因卟啉对紫外线高度过敏而诱发本病。其他不良习惯如咬唇等也是诱发因素。临床表现为唇部充血、水肿、糜烂、渗出直至结痂，多有日光照射病史。

干燥脱屑型唇炎可能与精神因素、咬唇、舔唇等有关。此外，还可能与光照或化学因素刺激如劣质唇膏或嗜食辛辣等有关。干燥脱屑型唇炎以鳞屑剥脱为主要症状。

腺型唇炎为先天性或后天性因素所致，可能与遗传、感染、病灶有关，其他如精神情绪变化、局部刺激，甚至吸烟等也可能与发病有关。病理学检查可见炎细胞浸润于腺管、腺泡间，可有腺导管扩张、腺体分泌亢进、血管充血等。

肉芽肿性唇炎可能是一种迟延性超敏反应，迄今为止，对其确切致病因素尚不清楚，可能与遗传因素、病灶感染等有关。唇肿大可单独发生，且为渐进性的肿大、增厚，时轻时重，直至持续性肿大。

扁平苔藓是什么？

扁平苔藓是一种皮肤–黏膜慢性炎症，可以单独发生于口腔或皮肤，也可皮肤与黏膜同时罹患。损害除见于口腔外，也可见于生殖器、指甲与（或）趾甲，但比较少见。中年女性患者较多，但也有在性别上并无明显差别的报道。扁平苔藓的病因不明，从临床与基础的研究中发现有关的因素很多。

目前一般认为发病可能与神经精神障碍、病毒感染或自身免疫有关，有过家庭中有多个同样疾病患者的报道，但本病是否与遗传有关尚无确切证据。应用链霉素、异烟肼、氯磺苯脲、甲苯磺丁脲等可发生扁平苔藓样皮疹，或促使本病加剧。

对此病尚无满意疗法，应消除患者精神紧张，治疗其慢性病灶，患者生活应力求规律。

干燥综合征是怎么回事？

干燥综合征又叫舍格伦综合征，是一种系统性自身免疫性疾病。其特点为口干、眼干，易并发类风湿关节炎，其发病机制尚未完全明了。

干燥综合征多见于中老年妇女，她们所以易患此症，是因为其自身的免疫系统出现了紊乱的情况，即其自身的防卫系统把自己体内的一些外分泌腺，如涎腺、汗腺等都当作外来的异物进行攻击，结果造成了自身分泌功能的紊乱。因此，患者常常由于唾液和泪液等体液的减少而出现了口干、眼干、龋齿等症状，此外，还可因此而出现肺纤维化、肾小管损害、肝损害等。部分患者还可罹患恶性淋巴瘤。

在临床上，干燥综合征患者的主要表现如下。

（1）口干：口干是由唾液分泌显著减少造成的，严重时可见舌乳头萎缩、舌质红而干、舌苔消失剥脱，甚而出现龋齿。

（2）眼干：眼干是由泪液分泌减少所致，患者的眼睛有异物感，或反复发生结膜炎、角膜炎，严重时可至欲哭无泪，也可因角膜重度干燥导致角膜溃疡等。

（3）多发性关节疼痛：若患者的类风湿因子呈阳性，便可出现与类风湿关节炎相似的症状，如关节疼痛、僵硬、活动受限等。这些症状尤以清晨为甚，但该病患者很少发生关节畸形。

（4）女性患者的阴道分泌物减少，外阴及阴道黏膜萎缩、干燥，并可影响性生活。

采用中西医结合方法治疗效果满意，同时在治疗过程中有以下几点提示：①树立长期治疗信心，不可半途而废。目前对干燥综合征的药物治疗都不可能起到立竿见影的作用，应树立起治疗决心。②中医方剂的组成上要随症加减，同时要给予全疗程量的西药。

什么是口腔白斑病？

口腔白斑是指仅仅发生在黏膜上的白色或灰白色角化性病变的斑块状损害，口腔黏膜上的这种斑块是不能被擦掉的，在临床和组织病理学上又不能列入其他疾病分类之中者，是一种常见的非传染性慢性疾病。口腔各部黏膜均可发生，但以颊、舌部最多。某些类型具有比较特定的部位：颗粒状白斑多见于口角区颊黏膜；皱纸状白斑多见于口底舌腹；疣状白斑多见于牙龈。国内曾经的普查结果显示患病率为 10.47%（包括烟斑）。长期以来，曾将口腔黏膜上所发生的白色斑块统称为白斑，使许多白色损害混同于白斑，从而造成流行病学和治疗方法上的不恰当结果。白斑的色泽除了白色以外，还可表现为红白间杂的损害。应该明确，白斑是肉眼所见的临床术语，在组织病理上的变化应该符合癌前损害的特征——上皮异常增生，而不是单纯的上皮增生。

白斑发病部位与白色角化病的好发区域不同，而且在形态和质地上也无共同之处。白色念珠菌白斑除了微脓肿及上皮异常增生外，还可用过碘酸-雪夫染色或培养等方法查明组织内有病原体。从发病部位和损害质地以及损害边界的清晰度可以区别白斑与白色角化病，组织学检查更为明确。

鹅口疮是怎么回事？

鹅口疮是常见的口腔炎，由白色念珠菌感染引起。当婴幼儿抵抗力下降时，存在于空气尘埃中的这些霉菌趁机在口腔上皮细胞内生长繁殖，开始为乳白色斑点，以后斑点互相融合形成白膜，很像凝固的奶块，不易脱落，如用力剥脱后可见红色的出血面。

鹅口疮多见于新生儿，在营养不良、婴儿腹泻及肺炎等疾病的后期，特别是长期应用广谱抗生素时更容易导致本病。得了这种病，小儿一般在哺乳时哭闹，严重者拒绝哺乳，伴有流涎、口臭及便秘等症状，如迁延不愈，可影响婴儿健康。

防治方法：加强幼儿体育锻炼，科学喂养，严禁滥用抗生素。初生婴儿得了这种病，局部可用冰硼散，口服制霉菌素效果明显（1岁以下患儿7.5万U，1~3岁10万U，每日3次；3岁以上75万U，分3~4次服），可用2%~4%的碳酸氢钠（苏打水）涂擦口腔。在涂药中，切忌擦破黏膜。然后涂2%甲紫溶液（紫药水），内服维生素B、维生素C，一般2~3天即可痊愈。如果用这种方法治疗不好，要把患儿抱到医院口腔科诊治，切忌自己给患儿使用抗生素。预防此病，母乳喂养者需在哺乳前用2%~4%碳酸氢钠洗净奶头；人工喂养的婴儿，哺乳用具应该放在水中煮沸消毒。

2%~4%碳酸氢钠家庭简易配制方法：一汤匙冷开水（约10ml）加碳酸氢钠1片（0.3g），溶化后即成3%的碳酸氢钠溶液。

什么是地图舌？

在儿童的舌背上有时见到1个或几个圆形红斑块，周围有白色或黄白色略微高起的边缘，构成斑块与周围组织之间的清楚界限。斑块为不规则环形，形似地图，故称为地图舌。这种斑块大小与位置并不是固定不变的，往往在一昼夜间就改变了形态与位置，具有游走的特征。游走后形成新的病变区，原病变区逐渐愈合，在舌上呈此伏彼起状。斑块系由舌背丝状乳头剥脱后的红色脱皮区面形成，周围边缘为丝状乳头角化增殖所致，故又称为剥脱性舌炎。

地图舌患者无自觉症状，无疼痛，有时发痒，对刺激性食物敏感。不论男女老少均可发病，但儿童多于成人，女性多于男性。因无明显症状，本病大多是偶然被发现的。原因尚未弄清，地图舌多见于过敏性体质的人，这些人易患湿疹、哮喘等病。因先天不足引起者需在医生的指导下采用胎盘粉、琼玉膏等补益药进行治疗。

为什么会有口臭？

口臭是一种很常见的口腔病症，产生的原因主要有以下几个方面。

（1）口腔卫生不良：不刷牙、不漱口或刷牙马马虎虎的人，口内食物残渣长期积存，在细菌的作用下发酵、腐败、分解，产生吲哚硫氢基及胺类等物质，发出一种腐烂的恶臭。有些戴假牙的人不注意假牙的清洁，口腔内也会有气味，这是最常见的口臭原因。

（2）口腔疾病：龋坏的牙齿中的腐物、牙周疾病使牙龈经常处于炎症状态，脓肿出血、溃烂流脓也易产生一种腐败的恶臭气味。

（3）全身性疾病：有些口臭是由身体其他部位的疾病所引起，如消化不良、化脓性支气管炎、肺脓肿等会经消化道和呼吸道排出臭味，表现为口臭。此外，邻近器官的疾病，如鼻咽部及鼻腔疾病、化脓性上颌窦炎、萎缩性鼻炎等也可导致口臭。

（4）特殊食物癖好：有人特别爱食用大蒜、大葱等，口中会有令人不快的气味。

口臭的防治，首先要养成良好的卫生习惯，及时清除口腔中的腐败物，确保口腔清洁；其次，要定期进行全面的体格检查，特别是口腔疾病要及时发现并治疗，只要找到引起口臭的原因，口臭是可以减轻或被消除的。

吸烟对口腔健康有哪些影响？

吸烟的危害性很大。烟叶中的尼古丁能让吸烟者染上烟瘾，毒性很大，是吸烟致病的主因之一。关于吸烟与口腔健康的关系，通常会想到口臭和被烟熏黑并沉积牙石的牙齿。然而你还知道吗？吸烟是口腔癌变的危险因素，与口腔白斑等关系密切。有调查表明，吸烟者中33.5%发生口腔黏膜白斑，不吸烟者仅有3.3%发生白斑，二者相差10倍。吸旱烟、吸烟时间长、吸烟量大者，患白斑的可能性高。

烟叶中尼古丁是主凶，高温燃烧时释放出的很多致癌物质是帮凶，存在于烟雾中，直接攻击口腔黏膜上皮细胞，使其异常增生，形成白斑；还能攻击上皮细胞的遗传物质——DNA，使上皮细胞的繁殖失去控制，而形成癌。另外，吸烟时产生的高温可使口腔黏膜接触部分灼伤。

什么叫阻生牙？

人类一般在18岁以后才萌出的，位于牙列最里面的第三磨牙称为智齿，上下左右共4颗。目前多数人的智齿长不好，这是为什么呢？医学上称"长不好"的智齿为阻生智齿。阻生智齿可以呈现多种多样的生长位置，如垂直、前倾甚至水平位等。随着人类的进化、文明程度的提高，人的饮食越来越精细，咀嚼功能随之减弱，从而使颌骨的发育不再像古猿人那样发达。颌骨有越来越短的趋势，尤其是下颌骨表现得比较明显，而牙齿的数目、大小不变，以至于颌骨不能留给最后萌出的牙齿以足够的空间让其舒适、自由地萌出，导致智齿错位、倾斜或仅萌出部分牙冠，甚至完全不能萌出，包埋于颌骨内或龈黏膜下，这些情况均属阻生现象。在现代人群中也有部分人的智齿已完全退化，即根本没有第三磨牙。若将来每个人都不长第三磨牙，可能就没有智齿带来的苦恼了。

据文献报道，现代人有1个以上智齿者占68.2%，而下颌智齿的阻生率较高，约为52.3%。阻生智齿不能整齐排列于牙列中，易致食物嵌塞滞留，咬伤龈黏膜，造成咬合错乱，从而引起一系列并发症，如智齿冠周炎、下颌第二磨牙远中邻面龋、创伤性溃疡、颞下颌关节紊乱综合征等。冠周炎严重者可致颌面部多间隙感染，出现颌面部肿胀、张口受限甚至败血症等。若治疗不及时，颌面间隙脓肿穿破皮肤会形成面部皮瘘，损坏容颜。另外，智齿冠周炎作为口腔病灶还可引起关节炎、亚急性细菌性心内膜炎、慢性肾小球肾炎、眼睛脉络膜炎、皮肤湿疹等多种病灶感染性疾病。这些疾病给患者身心均带来痛苦，如病因不除，危害常在。

在所有下颌阻生智齿中，以前倾阻生牙的危害最为严重，除反复发生的冠周炎外，77.4%的人可出现下颌第二磨牙远中颈部龋，因此，及早拔除阻生牙、消除隐患是非常必要的。

什么是颌面部间隙感染？

颌面部内有许多蜂窝状的间隙，其间充满了脂肪和疏松的结缔组织。当细菌侵入时，就会引起颌面部间隙感染，其病变可波及皮肤或黏膜下的疏松组织，严重者炎症可深达肌肉间隙中，引起颌面部间隙感染的细菌主要来源于牙齿的化脓性病变如化脓性根尖周炎等。此外，颌面部淋巴结炎、扁桃体炎、涎腺的化脓性炎症即腺源性感染也都是颌面部间隙感染的原因。由外伤继发颌面部间隙感染在临床上并不多见。

因为颌面部间隙感染是急性炎症，患此病后，全身症状极为明显，如体温明显升高，怕冷，呼吸、脉搏加快，头痛，食欲不振，大便干燥，尿量减少。病情严重或身体虚弱的还能引起新陈代谢紊乱、肾功能障碍等。若是靠近皮肤表层的间隙发生感染，其局部症状明显，表现为皮肤发红、肿胀、张力增大，患处有明显触痛。若是咬肌受到炎症波及，则表现为张口困难；咽喉部受到侵害，出现吞咽疼痛。颌面间隙感染常常伴有相应部位的淋巴结肿大及压痛。一般按感染部位分下述6类。

（1）眶下间隙感染：感染多由上尖牙或前磨牙的根尖周围感染扩散而来，患者眼眶下呈弥漫性肿胀、疼痛，患侧鼻唇沟消失。

（2）咬肌间隙感染：主要由上下磨牙及前磨牙根尖部炎症和下颌第三磨牙的冠周炎引起。患者主要表现为面颊部明显肿胀，常发生张口困难。

（3）嚼肌间隙感染：常由下颌磨牙的感染扩散而引起，是临床上较常见的一种感染。主要表现是以下颌角为中心的咀嚼肌和腮腺部位弥散性肿胀，患者常因咀嚼肌炎症造成张口困难而影响进食。

（4）颌下间隙感染：颌下间隙位于颌下腺所在部位，主要是由下颌磨牙的根尖周感染、冠周炎以及颌下淋巴结炎引起，也是临床上常见的一种感染，其主要症状是下颌角区明显肿胀，皮肤紧张、发亮，有明显压痛，上颌骨下缘的轮廓常因肿胀而消失。

（5）翼颌间隙感染：常由下颌磨牙的根尖周感染而引起，其主要症状是张口困难。

（6）咽旁间隙感染：常常由冠周炎引起。拔除阻生牙时，牙根不慎推入该间隙亦能发生感染。患者可有咽喉痛及不敢吞咽食物等表现。

颌面部间隙感染的治疗原则是综合治疗，包括增强机体的抵抗力、选有效抗生素及对局部采取积极治疗措施。另外，及时治疗牙根尖周病变是预防本病的最好方法。

为何牙痛特别剧烈？

俗话说："牙痛不算病，痛起来要人命。"临床上常有患者讲述晚上牙痛如何厉害，连续吃几片止痛药都不管用，医生检查后，诊断为急性牙髓炎。为什么急性牙髓炎那么痛呢？这是由牙髓的解剖和生理特点决定的。牙髓组织处在一个特殊的环境中，其周围都是坚硬的组织，只有通过狭小的根尖孔与外界联系，一旦牙髓发炎、充血、水肿，没有缓冲的余地，又不容易建立引流，造成炎性渗出物的积聚。又因为牙本质坚硬，缺乏弹性，就会造成压迫牙髓神经，产生剧烈的阵发性的疼痛，同时还放散到同侧上、下颌牙齿及头面部，产生疼痛。

牙痛的另一个特点是常在夜间发作，睡眠时因平卧，牙髓充血，压力增大，疼痛加剧，有时随心脏的跳动而引起跳痛，常使患者夜不能寐，坐卧不安，万分痛苦。

简单地说，牙痛特别剧烈的原因：一是牙髓神经丰富、敏感；二是牙髓组织四面都是硬组织，炎症时大量渗出物、脓液无排出通道。"不通则痛"是中医的一句老话，用于解释牙痛为何如此剧烈再合适不过了。

口腔颌面部外伤有哪些特点？

口腔和颌面都是人体暴露的部位，不论在平时或在战时，这个部位的外伤都是比较常见的。根据我国抗美援朝战争的统计材料，头颈部外伤约占全身外伤第三位。口腔颌面部外伤包括工伤、交通事故伤、火器伤、烧伤和冻伤等。这个部位的外伤具有若干特点，了解、掌握这些特点，对正确处理该区域的创伤有积极意义。

（1）口腔颌面部上接头颅，下连颈部，该区的外伤常常伴有急性颅脑损伤，抢救时如果只处理颌面部伤而忽视颅脑症状，将产生严重后果。另外，血液、骨折片及牙齿碎片等都可能吸入气管，导致呼吸困难，甚至窒息，特别需要注意全面检查和防治。

（2）颌面部血管很多，血液循环丰富，组织再生能力和抵抗感染的能力都很强，伤口愈合快，初期清理创伤的时限也较躯干四肢部位外伤为宽，伤后1~2天如伤口无明显感染还可做清创缝合。面部软组织撕脱的，可尽量保留。另一方面，颌面部血运丰富，受伤后出血也多，组织水肿也重。由于水肿、血肿可造成呼吸困难，应给予足够的重视。

（3）颌面部有许多带有细菌的腔窦，如口腔、鼻腔、副鼻窦等，伤口如与这些腔窦相通容易感染。清创处理时应尽早闭合与腔窦相通的创口，以减少感染机会。颌骨上牙齿被打碎时，牙齿碎片可穿入周围软组织中，同样会增加感染机会，并加重组织损伤，甚至影响骨折的愈合。

（4）上下牙齿的存在对治疗骨折起重要作用，可利用牙齿咬合关系作为颌骨定位时的标准，而牙齿又可以作为颌骨固定时的支架，故应尽力保住牙齿。

（5）口腔是消化道的入口，如损伤严重，可影响进食、咀嚼及语言能力，故应选择适当的喂养方法，以保证患者的创口愈合及营养。

（6）颌面部有腮腺及重要的表情神经，即面神经。面神经损伤会产生半侧颜面瘫痪，唾液经常由伤口流出，或常从嘴边流出，也会影响伤口的愈合。

（7）口腔颌面外伤患者自己看不见伤口，自救困难，主要靠互救。

诊断与鉴别诊断篇

◆ 可以引起牙痛的疾病有哪些?

◆ 发音不清与舌系带过短有关吗?

◆ 如何判断小儿是否患有舌系带过短?

◆ 正畸患者照X线片有什么用?

◆ 哪些牙颌畸形可以不治自愈?

◆ ……

可以引起牙痛的疾病有哪些？

牙痛是口腔科疾病中最常见的症状之一，可由许多疾病引起，如龋齿、急慢性牙髓炎、急慢性根尖周炎、牙周炎、牙本质过敏、牙齿折裂等。龋齿可以引起牙痛，表现为牙体有龋洞，早期多无自觉疼痛，如遇酸、甜、冷、热刺激或食物嵌塞入龋洞时而感牙痛，刺激去除后疼痛多可停止。急性牙髓炎也可以引起牙痛，表现为牙齿自发性、阵发性疼痛，遇冷、热刺激及夜间平卧时疼痛加重，患者不能明确指出患牙的部位，可查到深龋洞、深牙周袋或非龋性牙体疾病，患牙冷热测验引起剧烈的疼痛，刺激去除后疼痛持续较长时间，开髓术后疼痛即可缓解。慢性牙髓炎患者有长时间遇冷、热刺激痛，进食痛或定时的自发性钝痛，多数可定位。急性根尖周炎也可以引起牙痛，表现为牙齿呈持续性跳痛，牙位明确，患牙有伸长感或浮起感，不能咀嚼食物。检查患牙叩痛剧烈，局部牙龈红肿、压痛。牙周炎也可以引起牙痛，表现为牙齿持续性钝痛，伴牙龈红肿、出血溢脓，甚者牙齿松动，牙龈萎缩。牙本质过敏也可以引起牙痛，患牙表面多有磨耗，牙釉质破坏，或牙龈萎缩，牙颈部暴露，致使牙本质外露，遇冷、热、酸、甜等刺激时牙痛。另外，可以诱发和伴发牙痛的疾病还有三叉神经痛、颌骨骨髓炎、干槽症、智齿冠周炎、急性化脓性上颌窦炎、颌骨恶性肿瘤、牙龈恶性肿瘤、颌骨含牙囊肿、埋伏牙压迫牙根吸收、上呼吸道感染、缺血性心脏病、白血病、癔病、神经衰弱等（表4-1）。

表4-1　牙痛的诊断与鉴别

部位	疾病	诊断与鉴别
口腔	牙体病	常见有龋病、磨损、楔形缺损、釉质发育不全、外伤牙折、牙颈暴露、充填物折裂或脱落、牙隐裂等。必须注意同时几个牙有病损时的鉴别诊断，分辨哪个是主要的，或一并治疗
	牙髓病、尖周病	一般的龋病或其他牙体病发展成牙髓病或尖周病，极个别因牙颈部的侧支根管引起牙髓炎

续表

部位	疾病	诊断与鉴别
口腔	牙周病	最常见引起牙痛的几种牙周病是龈炎、牙周炎、冠周炎
	外伤	明显的牙折引起牙本质外露或牙髓外露，有的为钝伤、无牙折但根尖部受损、根折，需经X线摄片检查来确诊
	口腔其他疾病	髓腔钙化、髓石、特发性吸收、根裂、颌骨内或上颌窦内的肿物以及埋藏牙压迫根尖引起牙痛，另外畸形中央尖或畸形舌侧窝等均可引起尖周炎
	医源性	主要指拔牙后、牙体治疗后、外科手术后等的牙痛
邻近器官	上颌窦病变	上颌窦为副鼻窦之一，位置靠近上牙。当其发生病变时，也可殃及牙齿，发生牙痛
	耳部病变	如常见的外耳道耵聍栓塞、外耳道疖肿、炎症、中耳炎、急性鼓膜炎等均可引起上下颌磨牙痛
	眼部病变	如屈光不正可致上颌前牙痛；青光眼可引起牙痛
	颈部病变	偶可见到涎腺结石、颈部肌肉痉挛、颈部肿物压迫三叉神经等，均可以出现下颌磨牙的疼痛
全身性	冠心病	有些心脏病患者发作心绞痛时，心脏的症状不明显，而是出现一侧或上下多个牙齿同时疼痛
	高血压病	血压升高引起外周小动脉硬化，小动脉发生痉挛时可致牙髓出血。牙组织营养不足出现牙痛
	三叉神经痛	三叉神经为面部感觉神经，当一侧三叉神经下支发生疼痛时，导致牙痛剧烈难忍，呈跳痛或刺痛
	流行性感冒	流行性感冒由流感病毒引起，常侵犯呼吸系统，如侵犯口腔黏膜及牙周膜时会出现牙齿阵发性胀痛
	内分泌系统疾患	与钙的代谢有关，曾报道过与甲状旁腺有关的牙痛病例，另外，糖尿病也经常出现牙痛
	充血性牙痛	月经期，妊娠期，更年期以及子宫、卵巢摘除后，慢性子宫疾患，月经异常等均可出现充血性牙痛
	神经衰弱	有些患神经衰弱的人，其牙神经也较一般人敏感，在受外界刺激时可发生牙痛

发音不清与舌系带过短有关吗？

做父母的都希望自己的孩子口齿伶俐、吐音清晰，可是有时却事与愿违，孩子的发音很不清楚。开始人们还以为是娇生惯养之故，待到学习拼音时发现孩子不能正确发出舌腭音"d、t、n、l"和卷舌音"zh、ch、sh、r"时才去医院检查。这时虽确诊原因是孩子的舌系带过短，但由于手术时间晚了一些，需经过一段时间的训练才能恢复正常发音。

舌系带是口底正中与舌腹相连接的黏膜皱襞。根据我们的经验，舌系带过短并不少见，但只要做父母的稍加留意，便可及时发觉。

从生理学上讲，舌是具有多种功能的肌性器官，它具有搅拌食物、帮助吞咽、协助发音的功能。舌系带位于舌体的背面，为随舌体上抬而牵起的舌下黏膜部分，在舌头舔上腭时看得最清楚。若舌系带过短，就会限制舌体的灵活运动，导致发音不清。

一旦舌系带过短，舌头前伸就比较困难，即使勉强伸出，舌前端也呈"W"形。如用手指抬舌或令小儿抬舌，可看到又短又粗、与舌尖腹侧相连的舌系带限制着舌尖的上抬。

由于舌的运动受神经支配，因而患有大脑发育不全的儿童以及患脑血栓、脑出血的成人，也会因舌体运动障碍而发音不清；另外，舌体本身病变如先天性巨舌症，由于舌体过大，在口腔内活动范围受限，或者舌体上有病灶，为避免疼痛而限制了舌的活动。这些都会影响发音，但以上的这些情况只是少数。

舌系带过短的患儿，在刚学说话时就发音不清，让其舌尖外伸，上舔不能抵达前腭部，不能发出舌腭音和卷舌音，卷舌打不出响，经检查，除了舌系带的口底黏膜连接太紧外余无异常，这样就可以确诊为舌系带过短了。

如何判断小儿是否患有舌系带过短？

判断小儿是否患有舌系带过短也不宜过早，这是因为婴儿期的舌系带发育尚未完全，70%位置偏前，比较紧张短小，不要因此误认为自己的孩子患有舌系带过短。一般小儿在出生5个月以后，随着乳牙的——萌出，舌系带的附着部位会逐渐向口底下移，并变薄、变松弛。如果小儿的舌系带在6个月以上仍然短粗，则基本上可判断为舌系带过短。也正是这个原因，目前不主张在婴儿期就过早地进行手术矫治。

已影响发音的舌系带过短患儿可尽早实行手术延长其舌系带，效果是比较满意的。手术的最佳时间是幼儿学说话前（1~2岁），此时施行矫正手术对幼儿发音训练无影响。如果已超过最佳手术期且发音不清已有惯性的孩子，也应及早行矫正手术，抓紧一切时机对其进行语言训练，但要改变习惯需要做出相当大的努力。

手术方法简单易行，安全可靠，既不会损伤神经，也不会造成大出血，只是在局麻下沿舌下部切一横行口，然后纵行缝合，即达延长目的。对于哭闹的儿童，可简单缝1~2针，术后可不拆线，任其自行脱落即可。

有的老人在孩子的婴儿期，用缝衣针挑开紧张部位，以延长舌系带，此种方法易致感染，应引以为戒。

许多家长抱着口齿不清的孩子去医院口腔科，要求做舌系带过短的手术治疗。其实，幼儿口齿不清原因很多，如大脑发育不全、舌肿瘤、腭裂、语言训练不当及五官科疾病，这些病都不需要做舌系带过短的矫治手术，而应根据口齿不清的各种不同病因，有的放矢地进行治疗。对手术后发音仍然未改善的，也应另找原因。

正畸患者照X线片有什么用？

正畸患者在正畸治疗的前、中、后期应做一般的X线检查，目的是了解牙、颌、关节及生长发育状况，以帮助做出正确的诊断，确定治疗方案。常用的X光检查有牙片、咬合片、颞下颌关节开闭口位片、全颌曲面断层片、头影正侧位片。

（1）牙片：可显示多生牙、缺失牙、阻生牙、牙胚存在与否等情况，也可清楚检查牙根有无吸收、弯曲，牙体、牙周膜、牙槽骨的发育状况及有无疾病，但范围比较局限。

（2）咬合片：可以从另一个角度检查阻生牙、多生牙的位置，牙根病变，其检查的范围较广，可以看清楚上腭部正中缝处、腭裂间隙的情况。

（3）颞下颌关节开闭口位片：可清楚检查髁突及关节情况，在有开闭口运动异常、颞下颌关节弹响等症状时，可判断错牙合对颞颌关节的影响。

（4）全颌曲面断层片：可全面地观察牙列的状况、牙齿的数目、牙胚发育情况，是了解牙列、牙齿情况的主要手段。

（5）头影正侧位片：X线头影测量用头颅正位片和侧位片。头颅定位片在头位固定的情况下拍摄，用此片可对牙颌、颅面各标志点描绘出一定的线、角，进行测量分析，从而了解牙颌、颅面软硬组织的结构，对错牙合进行诊断、追踪观察，做出准确的诊断，确定较好的治疗手段。

哪些牙颌畸形可以不治自愈？

儿童虽然容易发生牙颌畸形，但有些是属于牙颌发育过程中的生理现象，随着儿童的生长发育可自行调整而恢复正常，故称为生理性牙颌畸形。有些4~5岁的孩子，他们的前牙稀稀落落，像梳子似的，看起来很不顺眼，孩子长到6岁以后，恒牙逐渐替换乳牙，恒牙冠比乳牙冠大，一颗紧挨一颗，这时牙间隙就自然弥合了。

有的孩子恒牙替换后，刚出的两颗上中切牙往往向两旁歪斜，这是因为两颗上中切牙萌出较早，受到邻近牙胚的推挤，使其牙根向中线靠拢，牙冠则向两侧歪斜，对此不必顾虑，待两侧的牙齿长出后中切牙会自动向中间靠拢，不用多久就会自然正过来了。

还有的儿童恒前牙出齐后，出现拥挤现象，甚至个别牙轻度错位和扭转，这时也不要急于矫治。因为恒牙刚刚替换乳牙，容纳恒牙的牙床一时未发育好，大个的恒牙必然因牙床空间不足而暂时挤在一起。随着孩子颌骨和牙床的继续发育，加上乳磨牙被替换，牙齿空出一些位置，恒牙就会各就其位。对那些生理性牙颌畸形较重、不能自然矫正过来的，还是应及时去口腔医院检查一下为好。

为什么会"塞牙缝"?

人步入中年后吃饭"塞牙缝"的现象越来越多了，往往在饭后要用牙签剔半天，这是怎么回事呢?

"塞牙缝"的专业名称叫嵌塞，又分为垂直嵌塞和水平嵌塞两种。人过中年，牙齿已经发生明显磨耗，有些锐利的牙尖会像楔子一样，在上下牙对咬时在其相对的牙之间"挤"开一条缝，并将食物"填塞"进去，这就是垂直嵌塞。

老年人由于牙周疾病导致牙龈退缩，原先填满两牙邻间隙的龈乳头萎缩后留下一个空间，食物也可能在咀嚼过程中水平地嵌塞进去，这就是水平嵌塞。

如果存在牙列拥挤或稀疏、缺牙后邻牙倾斜、牙周病患牙松动、邻面龋洞充填时未能恢复好接触区等情况时，嵌塞现象就会更频繁地发生。可以通过去除过锐的牙尖、重新充填龋洞和修复邻面接触等方法减少嵌塞。剔牙时应选用较细、质地较柔韧的扁平或楔状牙签，顺牙缝缓慢滑动，不要过猛过快，以免对龈乳头形成机械损伤而使其进一步退缩。

为什么不能挤压面部疖肿?

有些时候，口腔周围的皮肤长起1~2个圆形突起的小硬结。1~2天后，硬结逐渐扩大成一疖状突起，顶部出现黄白小脓头，周围发红、肿胀，有烧灼样隐痛，随后，脓头穿破，流出少量脓汁，这就是长疖子。疖子是皮肤毛囊及皮脂腺的化脓性感染，多由一种毒力很强的金黄色葡萄球菌引起。因为常有胀痛及异常的感觉，一些人喜欢挤压排脓，这种挤压的方法可以引起感染扩散，使面部肿大，严重的还可以引起颅内感染，甚至危及生命。小小疖肿为什么竟会有这样大的威力呢？这就要从面部解剖的特殊性谈起。

面部的血管、神经非常丰富，除了供应面部营养的动脉外，还有运送人体新陈代谢与发炎产物的静脉。动脉的运行是从心脏出发，而静脉则与动脉血运行方向相反，是流回心脏。通常，静脉血管内有静脉瓣，以限制静脉内的血液只能向一个方向即心脏方向流动。可是，在面部的静脉血管内的静脉瓣较少，特别是在嘴以上的静脉血管的静脉瓣更少，甚至没有静脉瓣，因此，常致静脉血不一定完全向心脏方向流动，而有一部分向反方向流动。它可以通过眼角内侧的内眦静脉流向颅内，引起严重的颅内感染或败血症而危及生命，故两侧口角到鼻根部的中点连成的三角形称为危险三角区。有资料认为，面部疖肿引起的败血症有75%来自危险三角区的感染。

夜磨牙是怎么回事？

夜（间）磨牙是一种常见的症状，尤以3~6岁儿童多见。这种磨牙是一种无咀嚼目的的咀嚼运动，是口腔的一种异常功能，但夜磨牙不一定都是病。有人认为，只有在肌张力异常升高、1天内上下牙接触总时间异常延长或牙齿接触部位少的情况下的磨牙才属病理性的。

夜磨牙的原因比较复杂，其原因大致有以下几个方面。

（1）与精神因素有关。如白天过于紧张、激动或兴奋，大脑皮质过度疲劳，入睡后就会通过神经反射作用引起咀嚼肌收缩而出现磨牙现象。情绪紧张，如考试期间的学生、月经前的妇女、精神紧张的工作人员中常有夜磨牙现象的发生。有的人用磨牙、咬牙等方式来表达压抑、发怒等感情，如这种状态延续时间较长或成为一种习惯，在大脑皮质相应部位就会产生一个异常兴奋区。晚上睡眠时，该兴奋区如仍很活跃，就会出现夜磨牙。由此可见，夜磨牙的发生与脑的功能状态有着密切的关系。

（2）与咬合系统不正常有关。咬合障碍是发生夜磨牙的最重要的原因。

咬合障碍破坏了咀嚼器官的协调关系，于是，机体以增加牙齿的磨动来去除咬合障碍，这是机体整体协调一致的表现。正如鼻腔不通畅的人，夜间睡觉时便会用嘴呼吸一样，是机体的一种代偿反应。

（3）与寄生虫感染有关。寄生在胆道和肠道的寄生虫所产生的一些毒素可直接刺激胆道和肠道，也会引起咀嚼肌反射性收缩，导致磨牙。

（4）与牙齿排列不整齐有关。有后牙反颌、多生牙占位等牙齿排列不整齐的儿童，其咀嚼肌的位置也往往不正常，这样在夜间睡眠时，咀嚼肌常常会发生无意识的收缩，从而引起磨牙。

（5）与睡觉姿势不好有关。儿童睡觉时经常头偏向一侧，易造成咀嚼肌不协调，使受压的一侧咀嚼肌发生异常收缩，因而发生磨牙。

手足口病有什么特点？

提起手足口病也许大家会感到陌生，其实，从1983年起，我国广州、天津、合肥等地就陆续有此病的流行报道，其他地区也不断发现。

手足口病主要表现为手足部位和口腔内小疱疹。引起此病的病原体是柯萨奇病毒。发病者多为4岁以内的小儿，其中2岁以下占80%。本病全年均可发生，但以3~11月份多见，6~8月份是高峰季节。传染途径是飞沫和接触传播。流行期幼儿园的儿童也可以大批发病。

本病的具体表现有3点。

（1）发热：一部分患儿起病时即有发热，38℃左右，也有的患儿高热39~40℃，发热一般持续二三天即退。也有的患儿不发热。

（2）口腔疱疹和溃疡：在发热1~2天后，口腔出现疱疹，重症有流涎、咽痛和拒食等表现。疱疹多发生在颊黏膜或舌面，以舌尖为多，也可出现在上腭，水疱很快破溃形成小溃疡，疼痛明显。

（3）手足疱疹：在口腔疱疹的同时（也可略早或略晚）出现手足疱疹，位于手足远端，为小水疱，圆形或椭圆形，大小如芝麻或米粒，灰白色，不透明，多数分布于指趾边缘、指甲周围，不痛不痒，不易破溃，1~2天出齐，3~5天后液体吸收，萎缩、干燥脱皮。有些患儿可在臀部、膝部出现玫瑰色丘疹或红斑。

本病没有特效药物治疗，绝大多数预后良好，仅个别严重的可以发生脑膜炎、脑炎或肢体麻痹。本病主要在于预防，发现患儿后进行隔离，直至口腔损害消失、手足疱疹吸收，热退后2~4天方可入幼儿园或上学。

艾滋病有哪些口腔特征？

从感染HIV（艾滋病病毒）到艾滋病发病之前的很长时间内（平均7年以上）患者可能没有任何症状。在此期间，绝大多数患者本人及其他人并不知道其已被感染，但这些患者仍可以传播艾滋病病毒。据国际研究和许多人的临床经验提示，在艾滋病发病前1~4年内，大多数艾滋病患者都会先行出现口腔症状，表现为各种口腔病损，这是发现和诊断艾滋病病毒感染的重要指征。

与HIV感染密切相关的口腔病变有以下几种。

（1）白色念珠菌病：又分红斑型和假膜性两种类型。多发生于上腭及舌背，在病损的红色区域上有时可见白色斑点或斑块。病损也可发生在口腔的任何部位，表现为白色或黄色斑点或斑块，斑块可以擦去，留下红色区域并伴有出血。许多流行病学调查表明，口腔念珠菌病在HIV感染人群中具有相当高的患病率，在HIV感染的不同阶段均有发生，最高可达96%。口腔念珠菌感染常常是HIV感染的最初表现，在口腔损害中最为常见；对绝大多数病例而言，是HIV感染后免疫抑制的早期征象，表明有其他机会性感染出现的可能。有人认为，口腔念珠菌感染和毛状白斑可作为发现或预测艾滋病的指标。

（2）毛状白斑：发生于舌两侧边缘的白色或灰色的病变，病变也可延伸到舌腹部及舌背部，不能擦除。毛状白斑在HIV感染及艾滋病患者中是发生率仅次于念珠菌病的常见的口腔表征，也是HIV相关疾病的标志，几乎仅见于HIV感染和艾滋病人群，有非常显著的特异性。因此，对毛状白斑的出现应予以高度重视。

（3）牙周病：表现为牙龈发炎、牙龈溃疡、牙龈坏死以及牙齿松动，并可出现牙龈出血、疼痛和恶变等症状。据报道，19%~29%的HIV感染或艾滋病患者有牙周炎。

（4）卡波西肉瘤：呈单个或多个红色、淡蓝色或紫色的斑块或肿块，有或无溃疡，先见于上腭和牙龈。卡波西肉瘤在一般人群中很罕见，随艾滋病的流行，卡波西肉瘤大量出现于艾滋病危险人群中。在美国，艾滋病患者患卡波西肉瘤的几率至少比一般人群高20000倍。在HIV感染者和艾滋病患者的口腔表征中，卡波西肉瘤的患病率仅次于念珠菌病和毛状白斑，具有较高的发生率。

一些流行病学资料显示，所有HIV阳性者或艾滋病患者，从婴幼儿至成年人均可发生口腔损害。通常发病率最高的人群为男性同性恋患者、异性恋者、静脉注射毒品者等成年人。随着感染范围的扩大，在HIV阳性的儿童和接受血液制品的HIV感染者也会出现口腔表征。

什么是心源性牙痛？

心血管病和牙病均是老年人的常见病、多发病，发病过程中，个别病例表现牙痛明显，心血管病症状迟发，给口腔科医生造成假象和干扰，易导致误诊误治。急性心肌梗死是冠心病的一种危重表现，发病后的24小时内死亡率最高，有1/3~1/2的心肌梗死患者在入院前死亡，若能及早发现梗死前先兆症状并予以处理，可避免梗死发生或使梗死范围缩小。通常认为心肌梗死的临床症状是以持续及较剧烈的压榨样胸痛为主，但实际上，有少部分患者发生心肌梗死其表现不一定是胸痛，还可以表现为牙痛、双上臂疼痛、上腹部疼痛等。心源性牙痛是指少数不典型的心绞痛或心肌梗死患者引起牙齿的疼痛。根据资料统计，本病多见于中老年男性，体力劳动和情绪激动是最常见的诱因，牙痛多发生在左下颌，且不能定位，呈阵发性剧烈疼痛、钝痛、压榨样痛或紧束样疼痛等，多数患者伴有心血管系统症状，且有高血压和冠心病病史，牙齿检查无阳性体征，发作持续时间为

1~5min，甚至更长，心电图有明显的异常改变。

一般来说，在人体的皮肤、肌肉、骨骼肌等处发生的病变与疼痛的部位是一致的，例如，胫骨发生肿瘤时小腿疼痛，肩周发炎时肩周疼痛，但是，当内脏有病变时，有时会出现一种奇怪的现象，即疼痛与病变部位不一致。内脏病变能够引起附近或者远处体表部位的疼痛或痛觉过敏，这种现象叫做牵涉痛。中枢兴奋学说的理论认为，牵涉痛是由于到达中枢神经系统的痛性感觉冲动兴奋了一些其他的联络神经元，引起它们发生反应，就好像受到了来自自己的第一级外周神经元的传入性冲动的刺激，因此，它具有以下两个基本特征：①牵涉痛完全依赖于原发性疼痛原因的存在而存在，当原发性疼痛被止住时牵涉痛也停止。②牵涉痛和疼痛的扩散都因中枢性机制而发生，而且主要与深部来源的疼痛有关，因此，不能在发生牵涉痛的部位通过局部封闭、抗炎等方法而缓解疼痛。

心绞痛可引起心前区、左肩背部、左臂内侧直至小手指疼痛，甚至会引发牙齿疼痛及左侧面部疼痛。心源性牙痛属一种牵涉痛，牵涉痛通常是疼痛主诉的一部分，但当来自伤害刺激实际部位的疼痛被调节和抑制，直至不被意识感知时，牵涉痛可构成全部主诉。多数学者认为是由于冠状动脉供血不足，心肌发生缺血、缺氧时引起心内代谢产物聚集过多，刺激心内感觉纤维，反射到大脑皮质的过程中的"错位"而产生牙痛感觉。某些冠心病患者由于合并高血压病和糖尿病，导致动脉硬化及血管张力破坏，三叉神经供血受阻，由于受阻点不同，疼痛表现的部位也存在差异。另外，由于老年人中枢神经系统的退行性改变，痛觉迟钝及神经末梢感觉障碍也可使症状不典型。心肌梗死因部位、年龄、痛阈高低而临床表现差异很大，老年人因中枢神经系统退行性变，往往无典型胸闷、气短等，而以放射部位的疼痛为主诉。

如何区别和诊断心源性牙痛？

当年纪较大而又有高血压病史者，主诉左下后牙区疼痛，经口腔检查与牙痛症状不相符时，要警惕心绞痛引起的放射性疼痛——牵涉痛，并请求会诊，以免延误病情，造成危险。若老年人突然出现某部位无故疼痛，即使不太剧烈，也不可疏忽，因为老年人痛觉迟钝，尤其对自主神经诱发的放射痛不敏感，定位不准确，在查不到确切病因的时候，应该及早进行心电图检查以鉴别是否发生急性心肌梗死。心源性牙痛尽管少见，但要引起口腔科医生的高度重视，由于心源性牙痛是不典型急性心肌梗死或心绞痛的一个特殊类型，此类患者多以牙痛或牙颌痛为首发症状，故极易误诊。据研究报道，约有18%的冠心病患者疼痛多表现在颌骨和牙齿上，此与急性牙髓炎牙痛颇为相似。因此，对老年患者诉牙痛时，应详询病史，如有无心血管病病史，牙痛与劳累、情绪波动是否有关等，特别是口腔检查无龋齿、牙周袋等较明确牙病者，在诊断上，要做到细致、全面，常规排除牙源性、上颌窦病变和三叉神经痛所致的牙痛后，对年龄在50岁以上的、牙痛部位不确切、往往数个牙齿都感到疼痛且不伴有牙齿本身病变而伴随心血管疾病和消化系统症状者要高度怀疑有本病的可能，并及时做心电图检查或心肌酶谱检查，以排除心脏疾患。否则，若贸然拔牙或行开髓等治疗，后果不堪设想。

治疗上，对常规的止痛药物无效，心绞痛患者经休息和舌下含服硝酸甘油等扩张冠状动脉药物后疼痛可迅速缓解或消失，对心肌梗死患者要用吗啡等强镇痛剂方可缓解疼痛。

颞下颌关节紊乱综合征与头痛有什么关系？

颞下颌关节紊乱综合征常引起头痛、耳鸣、肩颈痛等不适症状，较严重地影响了中老年人的生活质量。儿童、青少年的口颌系统功能紊乱症状也不可小觑，调查结果发现，36%的7~14岁的被调查对象有口颌系统功能紊乱症状，13%伴有颞颌关节弹响，其中15%伴有反复发作性头痛。有人对139名口颌系统紊乱的患者进行分析性调查，结果认为口颌系统疾病和慢性枕下区头痛有关。这说明颞下颌关节疾病与头痛是有相关性的。

颞下颌关节紊乱综合征（TMD）引起的头痛包括肌痛、关节结构异常、骨关节病引起的疼痛。其中非病理性的骨骼肌系统来源的疼痛是较为常见的危险因素。头、颞部肌的异常过度收缩与紧张性头痛有一定关联。头颈部肌的功能异常可能会通过肌链、骨链影响至肩颈部甚至更广泛的区域。北京大学口腔医学院姜婷研究结果表明，伴有颞下颌关节区疼痛的患者全身症状（包括头痛、肩颈痛、耳鸣、目眩及一些自主神经症状）的发生比例显著高于对照组。关节盘错位是TMD又一重要的危险因素，由于颞下颌骨关节在关节窝中的位置异常，而此种异常可压迫鼓索神经及耳颞神经，导致咀嚼肌过度收缩或痉挛，引起顽固性病侧偏头痛和令人烦恼的持续耳鸣。长期患有磨牙症的患者常伴有颞下颌关节盘错位，韩国Choi对27978名19岁男性进行相关颞下颌关节紊乱综合征病因问卷调查及临床检查，结果发现夜磨牙并不是颞下颌关节紊乱综合征的直接危险因素，而白天不自觉的磨牙习惯比夜磨牙对颞下颌关节的损伤更大。

颞下颌关节紊乱综合征与头痛具有相关性也可以通过治疗效果加以证实。波兰某大学神经学院偏头痛中心对114名有自发性头痛症状的患者进行治疗，发现很多患者伴有各种各样的口颌系统功能紊乱，因此该机构针对病因重建口颌系统并且恢复牙列。这种治疗对面部和头部不典型头痛有非常好的治疗效果。但是研究也发现此种治疗对慢性紧张性头痛及混合性头痛效果不佳，对偏头痛及丛集性头痛基本没有治疗效果。A型肉毒毒素由于能够减轻脊神经张力障碍，可有效治疗颞下颌关节紊乱综合征引起的慢性咀嚼肌痉挛，从而有效缓解头痛及面部疼痛症状。

咬合紊乱等口腔颌面疾病可表现为头痛，其中被误诊为偏头痛、三叉神经痛、紧张性头痛者最多。经颅多普勒超声（TCD）检查，颅内外血管紧张度高，血流速度加快，即血管舒缩功能障碍被认为是诊断偏头痛的依据之一，但此种检查无很高的特异性。因此，神经内科医生在下定诊断之前，应请口腔科医生会诊是否有以上所述各种各样牙病所引起者。同时，神经解剖学和头痛机制研究表明，头痛来源于颅内组织，之后可涉及面部、颌骨及牙齿。神经内科医生需要对其主诉、病史及临床检查进行细致入微的分析，进行鉴别诊断。

口腔病灶的诊断有什么特点？

临床上，不明原因的全身性疾病，特别是上述与口腔病灶感染有关的疾病，在进行了细致的全身检查后，仍未发现明显致病因素时，这时可考虑到口腔病灶存在。

口腔病灶的检查实际上是对口腔中各部位包括牙体、牙周、根尖周组织、黏膜、唾液腺导管开口等处进行细致检查，按消除病灶的原则对这些疾病进行治疗。至于是否能够确定某种口腔疾病是病灶感染的来源，大多数病例主要是靠消除病灶后的结果来断定病灶与继发感染之间的关系。

口腔病灶的诊断目前尚无一种较为可靠的方法，牙病是否都是口腔病灶、不明原因的全身疾病是否都是由口腔病灶引起尚难决定，只在那些怀疑为口腔病灶，而且经过处理口腔病灶后，全身其他疾病得以治愈或明显减轻者，口腔病灶感染的诊断才能成立。

口腔病灶有哪些种类？

口腔中存在着各种可能转移到远处的病灶，比较公认的是以下两类：一是牙周疾病，包括牙龈炎、牙周炎；二是牙髓及根尖周的感染性病变，包括死髓牙和慢性尖周炎（根尖肉芽肿、囊肿和脓肿）；其他如慢性冠周炎、残根、拔牙后残余感染、口炎、感染的囊肿等也可成为口腔病灶。

感染性根尖损害，特别是慢性损害，如根尖肉芽肿、囊肿和脓肿以及残根、残冠等，其周围通常有纤维囊包裹，并与邻近组织分隔，但这并不能阻止细菌或毒素扩散，一般来说，根尖肉芽肿应视为人体防御机制或修复性反应。形成根尖肉芽肿的患牙并不一定意味着有细菌存在，大多数研究结果表明，相当高比例的根尖肉芽肿是无菌性的。出于这种理由，一般认为这种损害导致病灶性感染的可能性最小。未形成根尖肉芽肿的感染根管是播散微生物和毒素的潜在来源，常可引起病灶感染。

牙周疾病在病灶感染中具有重要意义。因为牙周病波及多个牙，感染面积大，同时由于牙齿松动，咀嚼压力易使龈沟细菌及其毒性产物进入牙龈和牙周的毛细血管。据研究，拔除有牙周疾病的患牙时，牙钳使牙齿在牙槽窝的摇动可引起菌血症，在这种情况下，30%有严重牙周疾病的患者血液细菌培养为阳性，而牙龈正常者拔牙时仅25%证实有菌血症。多个患牙手术时发生一时性菌血症的机会多于单个牙手术。大量的研究证据表明，拔牙，有时甚至是极小的口腔手术，都可能导致一时性菌血症，但在大多数患者中，这种菌血症很少能持续30分钟。

个人的口腔卫生不良，口腔内的牙菌斑就会刺激牙龈组织，引起牙龈发炎，而后牙周袋内就会形成长期慢性发炎、溃疡、肿胀，以致牙齿隐隐作痛、刷牙时流血，最终形成牙齿摇动或缺损。越来越多的研究报告及临床经验显示，牙周病已不只是威胁口腔健康的疾病，而是影响全身的疾病，可危害患者的心脏，其危险不可轻视，尤其是这种没有症状的细菌感染，细菌会随着血液循环到全身。更重要的是，由于牙周细菌会渗入血管内，一旦人体的免疫功能降低，入侵的牙周细菌便会借血液循环至全身，如果附着到受创的心脏瓣膜或心膜壁上，便会造成细菌性心内膜炎。此外，细菌也会产生毒素，使得血管内皮形成慢性粥样硬化，埋下罹患冠状动脉粥样硬化性心脏病、心肌梗死及卒中的隐患。

什么是口腔癌前病变？

口腔癌主要是指舌癌、牙龈癌、颊癌、腭癌、口底癌、唇癌、腺癌等癌症。

口腔癌有许多临床上可以检查和鉴别的前期病变，其中最重要的是白斑、红斑以及扁平苔藓。潜在的恶性病变如白斑及其他高危病变在工业化国家可达到40岁以上人口的5%，然而其恶性转化率一般是低的。据报告，白斑恶变率从0.1%到10%不等，白斑的平均恶变转化率为2%~4%，扁平苔藓为1%。对工业化国家的这些估计可以认为是合理的。白斑患者比没有白斑的人发生癌的机会大也是肯定的。预计其相对危险性女性为7，男性为5，另外活检发现，临床诊断为白斑的患者有3%~6%是癌瘤。

　　白斑将经历10~15年才可能发展成口腔癌，虽然这一病变可能会变成口腔癌，但在临床上尚不能准确预测。恶变的相对危险的最重要决定因素是在组织学检查中呈现上皮异常增生，白斑有多种临床特征，其颜色和质地与异常增生改变的严重程度有一定的相关性。病变的部位也是重要的，舌侧缘、口底、下颌颊沟与牙槽以及口角是最具危险性的部位，因为癌前病变的潜在危险性质，一般无疼痛与不舒适症状，因此，重要的是对确定有上述口腔病的患者进行持续不断的临床追踪观察。

拍牙片对身体有危害吗？

　　口腔放射检查是采用多种X线技术对牙、牙周、根尖周病变以及颌面部肿瘤、外伤、炎症和发育畸形等疾病进行放射检查和诊断，主要包括牙片、曲面体层摄影和口腔CT等。牙片是最基本的，也是最常用的检查方法，在牙科治疗前、治疗中和治疗后都发挥着重要的作用。根管治疗过程中常常需要在治疗前、治疗中、治疗后多次拍牙片，拍牙片主要是评估根管预备是否达到预期、所选充填材料是否与之匹配。治疗后拍片主要是为了评价治疗效果和观察病变愈合情况。

　　牙片的X光放疗剂量很小，只有拍胸片剂量的五十分之一，对人体几乎没有什么危害。患者作为接受治疗的一方，可以向医生表达对于辐射剂量的担心，了解如何减少辐射剂量的方法，同时与医务人员互相配合，以提高诊断和治疗效果。

孕妇一般情况下应避免拍摄X光片，如果孕妇确有必要拍牙科X光片，一定须确保下列条件：X线的投照量要尽量小些；X线的光束要窄；避免直接投照在孕妇的腹部，可用含铅的围裙遮盖腹部以保护。

治疗篇

乳牙的龋洞要补吗?

婴儿一般长至6个月左右即开始萌出乳牙,至30个月左右出齐,共20颗。乳牙不仅能用来咀嚼食物,还有一个很重要的功能就是通过咀嚼不断刺激牙床骨的发育和引导恒牙的长出。有许多家长往往很关心孩子乳牙萌出的迟早,但对乳牙的保护却不够重视,认为乳牙反正是要换掉的,即便患了龋齿也不以为然,这是错误的看法。要知道儿童患了龋齿不仅给患儿带来痛苦,造成牙齿的永久损害,还会影响消化吸收、颌面发育及全身健康,对儿童的生长发育非常不利。

龋齿初期没有任何自觉症状,不易被发现,只有当龋齿洞发展到一定程度,遇到糖、凉水或吸凉气时,因刺激了牙神经引起疼痛才被发现。此时应及时去医院治疗,因为初期龋齿的治疗比较简单,如果耽误了时间,龋病从牙冠破坏到牙髓、牙根,引起牙髓炎或根尖炎,治疗起来就比较困难和复杂了。那种"乳牙不重要,反正也要换"的观点是错误的,乳牙的好坏会影响恒牙的萌出及好坏。

治疗龋齿就是将龋洞充填,俗称补牙,它可以使龋病停止发展,恢复牙齿的咀嚼功能。牙齿是消化系统的第一道关口,关系营养物质的消化和吸收。另外,龋齿反复感染也会成为身体的病灶,影响身体的其他部位,如心脏、肾脏等,所以应重视乳牙龋齿的防与治。

怎样治疗"烂口角"?

"烂口角"在医学上称为口角炎,多见于春冬季,好发于儿童。其发病的原因是体内缺乏维生素B_2(核黄素)。维生素B_2是组织细胞代谢中的一种辅酶,广泛存在于动物肝、禽蛋、乳类、蔬菜和水果中。寒冬季节,蔬菜供应减少,加上孩子偏食、挑食,机体摄入的维生素B_2减少,较长时间缺少维生素B_2,口角组织细胞的代谢首先受到影响。患病早期,常出现口角发红、发痒,继而一侧或两侧口角裂开,裂口处形似燕嘴,严重者发炎、糜烂，张口疼痛，且易出血。值得注意的是，目前大多数家长对孩子"烂口角"不加注意，更不能及时为其治疗，殊不知，机体长时间缺乏维生素B_2会影响铁的吸收和贮存，进而导致贫血，引起其他不良后果。因此，当家长发现孩子"烂口角"，应及时给予维生素B_2口服，每次10mg，每日3次，3~6天即可痊愈。也可先用温水将嘴角裂口处洗净，擦干后取鱼肝油丸（维生素AD丸）1粒，用消毒针刺破，挤出丸中的油液，均匀地涂抹在患处，再将预先研好的维生素B_2粉末撒在口角上，每天早、中、晚各1次，一般连续治疗4~5天即可痊愈。由于人体自身无法合成核黄素，必须从食物中摄取，因此，只要平日注意膳食营养平衡，多吃些蛋、牛奶、新鲜蔬菜、水果等含维生素B_2丰富的食物，纠正孩子偏食习惯，"烂口角"是完全可以预防的。

儿童口疮有哪些简易治疗法？

口疮是一种儿童常见的口腔疾患。中医学认为，本病常由脾胃积热、心火上炎、虚火上炎几种情况所引起。现推荐以下药膳，供患儿家长选用。

（1）脾胃积热型口疮：症见唇舌或颊内齿龈及软腭等处有黄白色、大小不等的溃烂斑点，小则1~2个，多则5~6个，呈圆形或椭圆形，边缘微突起，色红、疼痛不能进食，烦躁口渴，小便赤，大便干，舌红、苔黄，脉数。宜用清热解毒、通便泻火之药膳治疗。

番茄汁：将番茄数个洗净，用沸水浸泡，剥皮后，用洁净纱布绞挤汁液。将番茄汁含口内，尽量多含一些时间，每日数次。番茄性微寒，味甘、酸，有清热解毒、生津止渴作用，适用于脾胃积热型口疮。

糖渍西瓜肉：将西瓜肉去籽后切成条，曝晒至半干，加白糖拌匀腌渍，再曝晒至干，加白糖水少许即可。西瓜清热泻火，生津止渴，常食可治口疮以及目赤、热病等。

薄荷叶3g，僵蚕5g，连翘6g，赤芍10g，石膏10g，没药6g，牡丹皮6g，食盐1匙，煎水含漱。

（2）心火上炎型口疮：见舌上糜烂或溃疡，色红疼痛，进食困难，烦躁常哭，口干欲饮，小便短赤，舌尖赤、苔薄黄，脉数细。宜用清心泄热之药膳治疗。

荷叶冬瓜汤：每次用鲜荷叶1块，鲜冬瓜500g，加水煲汤，食盐调味，饮汤食冬瓜。本药膳清热利尿，生津止渴，对心火上炎之口疮有效。

竹叶灯心乳：用淡竹叶6g，灯心草1.5g，先煎取汁10ml，兑入乳汁中和匀，每日数次，不拘多少。本药膳能清心火、利湿热，适用于小儿鹅口疮、小儿夜啼等症。

冰片1g，硼砂1.5g，煅石膏3g，青黛1.5g，若便秘加玄明粉0.5g，共研细末，撒于糜烂处。

板蓝根50~100g，煎浓汁，涂搽患处。

（3）虚火上炎型口疮：见口腔溃烂，斑点较少，表面色黄白，周围颜色淡红，且反复发作，神疲颧红，虚烦口干，舌红、少苔，脉细数。宜用滋阴降火之药膳治疗。

冰糖银耳羹：将银耳10~12g洗净后放碗内，加冷开水浸，以浸过银耳为度，浸泡1小时左右，待银耳发胀后拣出杂物，再加冷开水及冰糖适量，放蒸锅内蒸熟，一顿或分顿食用，食银耳饮汁，每日1次。本药膳里银耳滋阴润肺、养胃生津，冰糖和胃润肺，可治口疮，对虚热型尤宜。

吴茱萸30g，碾为细末，加入适量蛋清调和为丸，如蚕豆大，敷于足底涌泉穴，隔天换药1次。适用于小儿口腔糜烂、啼哭不安、吮乳困难者。

什么是根尖诱导成形术？

根尖诱导成形术是指牙根未完全形成之前而发生牙髓严重病变或尖周炎症的年轻恒牙，在消除感染或尖周炎症的基础上，用药物诱导根尖部的牙髓和（或）根尖周组织沉积硬组织，使牙根继续发育并使根尖形成的治疗方法。

牙髓坏死造成恒牙牙根发育不全是相当普遍的，多是由外伤或畸形中央尖等继发感染而引起，过去认为这类牙齿的治疗较困难，主要从牙根发育的理论看，由于牙髓坏死失去了成牙本质细胞的分化，这种呈喇叭口样的根尖将失去继续发育的可能性。年轻恒牙的牙根通常在牙萌出后3~5个月才完全形成，处于牙根形成期的牙齿如果失去活力，牙根就停止发育，因此，如何使无髓年轻恒牙牙根继续发育和根尖形成，具有十分重要的临床意义。

临床上可诱导根尖闭合的材料较多，如氧化锌丁香油酚糊剂、抗生素糊剂、氢氧化钙糊剂、碘仿糊剂等。在上述材料中，氢氧化钙是诱导根尖形成的首选药物。氢氧化钙具有强碱性（pH 9~12），可抑制细菌的生长，中和炎症反应的酸性产物，促进碱性磷酸酶的活性和根尖周结缔组织细胞的分化，使根管侧壁沉积类牙骨质和类骨质，延长牙根，封闭根尖孔。若根尖端的管腔内残留牙髓，氢氧化钙则可诱导牙本质的沉积，使继续发育的牙根结构更完善。

彻底清除根管内感染物质是消除尖周炎症和促进根尖形成的重要因素。术前摄X线片，了解尖周病变和牙根发育情况，预测牙根长度，避免将感染物质推出根尖或根管器械损伤牙乳头（牙囊结缔组织）和根尖周组织。应掌握根管充填时机，通常在X线片显示根尖周病变愈合，牙根继续发育或根内探查根尖端有钙化物沉积时充填为宜。根尖诱导成形术的疗程和治疗效果不仅取决于尖周病变的程度，而且取决于牙根发育的状况及儿童患者的机体状况，因而治疗较为困难，疗程较长，对此患者应有充分思想准备。

儿童拔牙要注意哪些问题？

儿童对拔牙容易产生恐惧情绪，因此，要求医生尽可能避免拔牙时造成疼痛。如有可能，可先拔掉已经松动、不致引起疼痛的牙齿，使患儿建立信心，为今后取得合作打下基础。

儿童抗病能力差，急性炎症期不要拔牙，以免感染向周围组织扩散，特别是上颌前牙急性根尖周围炎伴有脓肿时拔牙，会因内眦静脉、面静脉、眼静脉内无瓣膜，而使细菌经静脉到达颅内，引起海绵窦菌栓形成等严重感染性疾病。另外，发炎时拔牙，还会因炎症而降低麻醉药的效果，更容易产生疼痛，给儿童造成恐惧感。

儿童口腔卫生差，拔牙前应嘱其将口漱净，拔牙后一定要咬住压在拔牙创面上的止血棉球，半小时后再予拿掉；应告诉患儿不要用舌舔或用手戳伤口，以免引起感染。

儿童乳恒牙混合期拔牙，要再三核实拔的牙是乳牙还是恒牙，千万不能粗心大意，误将恒牙当乳牙拔掉。

患有出血性疾病、心脏病的儿童，拔牙前需经内科医生检查，如无禁忌，方可施行。

孩子拔牙后的护理应注意哪些问题？

有时，由于龋齿等原因，孩子需要拔牙。如果家长不注意拔牙后的护理，很容易引起出血、肿胀和感染。孩子在拔牙后，应该注意以下几点。

（1）拔牙后，应该紧紧地咬住压在伤口上的纱布卷或棉花球，可以达到压迫止血的目的。如果没有其他情况，半小时后方可取出。

（2）在拔牙后的1天内，口中不时地吐出一些淡红的血水是正常的。如果口中出血不止或不断地吐出血丝、血块，那么，可以用一块干净的手帕、纱布或棉花球直接压在伤口上，紧紧咬住。若能在伤口上放一些外用止血粉或肾上腺素等止血药物，则止血效果会更好。必要时可去医院诊治。

（3）拔牙8小时后，可用温盐水漱口，动作要轻缓。切忌在当天刷牙，以免使伤口已经凝结的血块脱落。第二天可以刷牙，但要十分小心，切莫触及伤口。

（4）不要因为好奇而不断地用舌头去舔触拔牙后的伤口，或用手去触摸，更不要反复地做吸吮动作，以免引起伤口出血或引起继发感染。

（5）为了促进拔牙处的伤口黏膜愈合，一般在2小时后方可进食，切记食物不能过于坚硬或过熟，同时应该避免用拔牙同侧牙齿去咀嚼食物。

为什么要及时矫正牙颌畸形？

普天下的父母都希望孩子有一副整齐如贝的牙齿，可是当孩子发生牙颌畸形的时候，却很少有父母赶紧给他们矫治，因为年轻的父母有个错觉，以为孩子进入青春期后，颌骨会发育、扩大，足以使牙颌畸形的牙齿恢复正常。其实，孩子从少年进入青年，牙颌畸形的发生率非但不会下降，而且还在逐年上升。据调查，牙颌畸形发生率12岁为39%、13岁为50%、14岁为54%、15~16岁为56%、17岁为57%。

如果以北京大学口腔医学院正畸学家毛燮均教授理想的正常颌标准进行调查统计，资料显示牙颌畸形的发病率高达91.2%。这是一个非常惊人的数字，它说明牙颌畸形在我国相当普遍。可见，指望颌骨发育来缓解错颌的想法是要落空的。实际上，正畸治疗不仅仅是为了美观，也是为了人体的正常发育和少年儿童的健康成长。

首先，从口腔局部的情况来看，牙颌畸形可出现牙齿排列不整齐，容易造成塞牙，影响牙齿及牙周组织的健康，慢慢地发生龋齿和牙周病，严重的可以防碍上下颌骨与面部的发育，如前牙反颌，俗称"地包天"。牙颌畸形如果发生在儿童时期，上颌骨发育受到抑制的情况更为明显，面部的中部塌陷，下颌骨相对朝前突出，称为下颌前突。如果是上颌前突，俗称"包谷嘴"，则使前牙的咀嚼功能受影响，说话时发音、吐字不清。

牙颌畸形对全身的不良影响也是很明显的，例如使上下牙齿咬合不良，使咀嚼功能受到影响，引起消化不良而发生胃肠道疾病。当然，牙颌畸形对面部的美观也有影响，特别对青年患者来说，可增加其精神上的负担。

因此，对于牙颌畸形必须及时矫治、尽早矫治，这既是为了健康，也是为了美观，是无可非议的。

为什么"地包天"应及时矫治？

"地包天"在医学上称前牙反颌。前牙反颌是较常见的牙颌畸形，正常的咬合关系是上前牙覆盖着下前牙，反颌时下前牙覆盖着上前牙，下颌前伸，颜面中部凹陷，影响前牙的切割功能及面容美观。前牙反颌多由不良的哺乳习惯或乳尖牙磨耗不足引起。乳尖牙磨耗不足时，可高出牙弓咬合面，在咬合时上下乳尖牙过早接触，下颌为了避免早接触而向前或侧方移动，日久可造成前牙反颌或一侧牙反颌。

发现乳前牙反颌时，应及早带孩子到口腔科治疗。有不良习惯者，首先改正不良习惯。因乳尖牙磨耗不足引起的反颌应进行调颌，将乳尖牙磨短，反颌有可能逐渐自行矫正，若不能自行矫正者可戴矫正器，2~3个月即可恢复正常。如乳牙反颌未及时矫治，则恒牙长出后也呈反颌。年龄越小，矫治越快，如到成年以后再想矫治，则须做比较复杂的手术才能矫治，且效果也不很理想。

常见牙颌畸形的矫治方法有哪些？

常见牙颌畸形的矫治方法通常有以下4类。

（1）预防矫治：采用各种预防措施来防止畸形的发生，如母亲在妊娠期注意营养，注意药物的使用以防胚胎的不良发育；发现龋齿及时治疗；严格改变口腔不良习惯，如咬唇、舔舌、吮指等；密切观察替牙期儿童的换牙情况，对该脱落而没有脱落的滞留乳牙和多生牙要尽早拔除，乳牙一旦缺失要制作缺隙保持器，防止邻牙倾倒。

（2）阻断矫治：在畸形早期用简单方法阻断畸形严重发展，将牙颌面的发育导向正常。如早期发现牙列拥挤，可采取顺序拔牙；早期的"地包天"可做斜面导板矫治器，防止颌骨随牙齿向畸形发展。

（3）一般矫治：适用于12~17周岁的青少年，临床上最常用的方法主要有：①活动矫治器，患者可自行摘戴。②固定矫治器，是黏着、固定在牙面上的装置，也是近十几年来较先进的矫治技术，能有效地控制牙齿移动方向。③功能矫治器，其本身不产生矫治力，作用原理是通过改变口腔颌面部的肌肉功能，促进颅、颌牙的正常生长发育。

（4）外科矫治：采用手术方法矫正严重的骨源性牙颌畸形，可以快速改善面容，是我国逐步开展起来的一项牙槽外科美容手术，适用于颌骨已停止生长发育的18岁以上成人。

随着我国美容牙科的兴起，采用医学和美学相结合的手段矫治牙颌畸形的新技术层出不穷。一种电子计算机辅助设计的"美学诱导发育"防治牙颌畸形的研究，可望为有遗传倾向的患儿带来福音。传统的固定矫治器是在牙齿唇面粘贴金属托槽并达数月之久，因此不少人窘迫于金属对美观的影响不得不放弃矫治，针对这种审美心理而改进的两种方法正在研制之中：一是改用透明托槽；二是用"看不见"的舌侧矫治技术，即将托槽粘在牙齿舌面，从而扩大了矫治的年龄范围。

能否快速矫正牙齿？

牙齿排列不齐对面容和身体产生诸多影响，需要进行矫正。常规矫正牙齿有固定矫治法和活动矫治法，一般历时2年左右，且每周或每月需复诊1次，费时费力，特别是少年儿童，均需父母陪伴。能否快速矫正牙齿？根据牙齿和牙槽骨的解剖结构，采用外科手术的方法，快速矫正牙齿是可行的。但是手术仅适用于个别前牙的排列不齐，因为这种情况下的上、下颌骨的相对位置比较匹配，手术后需固定牙齿一段时间以利骨质的愈合。如果上、下颌骨不匹配，例如上颌前突或反颌（地包天）等，需进行颌骨手术。

一般牙齿矫正还是以常规矫治法为好，个别特殊情况才可行快速矫正牙齿的手术，具体采用哪种方法应由医生确定。

成人也可矫正牙畸形吗？

成人由于种种原因错过了正畸的最佳年龄，现在只要是牙齿健康，没有严重的牙周病的成人都能做正畸。成人正畸也需要尽早做，不要一再错过正畸的年龄，因为随着年龄的增长、牙龈的退缩，牙齿的拥挤、外突会慢慢加重。随着人们爱牙意识的不断提高，成人正畸已渐成风尚。

（1）成人正畸的年龄：牙齿健康、没有严重的牙周病的40岁以下成人一般都可以做正畸。正畸前首先要做牙齿的"体检"，在确认没有其他牙患时才可进行。

（2）成人正畸的时间：成人正畸的时间也取决于其牙齿畸形的程度，一般需要1.5~2.5年的时间。成人正畸也需要与医生配合才能保证其正畸后的效果。

（3）成人正畸的费用：成人正畸比儿童正畸费用要高一些，是根据其难易程度而定的，成人正畸也可选用陶瓷托槽，不影响美观。

（4）成人正畸方法：采用的牙外科正畸方法较简单，显效快，无严重并发症，既能保持健康牙齿的功能，又矫正了牙列畸形，起到美容效果，因此很受患者欢迎。凡因牙位拥挤（包括前牙拥挤前突、前后错位、扭转、近中侧斜）、牙间隙过大、前牙反颌（"地包天"）、开颌（牙齿咬合时上下前牙或部分后牙无法接触，上下唇不易闭合，表现为开唇露齿）等影响面容及咬合、咀嚼功能，无条件做一般矫正治疗（如肌功能治疗、戴矫治器治疗等），又迫切要求正畸治疗的成人患者，只要牙周组织健康（无牙周病、牙齿不松动），均可采用牙外科正畸术来进行矫治。不过18岁以下的青少年，因牙列及牙床尚未发育成熟、定形，应积极采用其他非手术方法加以矫治，矫治无效者，可等18岁以后再考虑采用手术方法正畸。

什么是舌侧矫治技术？

1978年Fujita在日文杂志上发表了第一篇有关舌侧矫治技术的论文，引起了正畸界的广泛关注。经过40多年的发展，舌侧矫治技术不断完善，简化了临床操作，缩短了疗程，提高了矫治效果。

阻抗中心（CR）是正畸治疗的生物力学中的一个重要概念。单根牙的CR通常位于牙根的中部，相当于牙槽嵴顶到根尖大约40%处，上颌磨牙CR大概位于根分叉偏舌侧的位置，下颌磨牙位于根分叉中心点。与唇侧矫治不同，舌侧托槽的位置更接近CR，受到同样的力所产生的生物学效应也不尽相同。矢状方向上，唇侧矫治中同样大小的压低和内收力量在前牙可能是一个压低的力量，而舌侧托槽则可能产生一个舌倾的力量。在舌侧矫治的整体内收时更易发生前牙的舌倾，应减小内收力值，增加压低和唇向转矩的力值。垂直方向上，压低前牙时，若前牙倾斜度正常或唇倾，唇侧矫治较舌侧矫治产生更大的唇倾力值；若前牙舌倾，舌侧矫治更容易加重前牙舌倾，在矫治Angle Ⅱ 2类深覆牙颌的患者时，应先唇展前牙再压低。水平方向上，舌侧托槽间距较唇侧小，弓丝的相对刚性增加，矫治扭转牙的难度增加。

实验室操作复杂、价格昂贵、对医生技术要求高、对舌体的刺激以及对发音和口腔卫生的影响仍在一定程度上妨碍着舌侧矫治技术的进一步推广应用。对医生为什么放弃舌侧矫治技术的问卷调查结果总结如下：托槽脱落率高；再粘结复杂且不准确；完成阶段费时间；矫治结果不如唇侧矫治；患者对矫治器较难适应，尤其是双颌同时矫治。此外，舌侧矫治在患者选择上应慎重，拔除4个前磨牙、开牙颌、后牙反牙颌、高角患者的矫治较困难。

什么是无托槽隐形矫治器？

无托槽隐形矫治器是现代计算机辅助设计、快速成形技术和新材料完美结合的产物。这种矫治器是透明的，没有托槽和钢丝，可自行摘戴。它满足了那些想矫治牙齿又怕影响美观的人们的需求。戴上这种完全透明的矫治器，矫治就可以在别人不知不觉中完成。通过计算机三维图像技术模拟牙齿移动后生产的每一副矫治器，在戴入后，牙齿就会有受力的感觉，并向矫治器设计的位置移动。每2周更换下一副矫治器，牙齿就会从初始的畸形状态逐渐移动至正常排列状态。临床应用证明，只要适应证选择得当，无托槽隐形矫治器完全可以达到与固定矫治器一样的矫治效果，当然，还与医生应用无托槽隐形矫治器的经验有关。对于复杂病例，还需要与其他方法联合使用。矫治时间长短取决于患者牙颌畸形的严重程度，一般需要0.5~1年时间，有的会长一些。矫治完成后还需要保持一段时间。

儿童在矫治期间应注意些什么？

牙颌畸形经过医生检查后，根据畸形的病因、形成的机制、类型与畸形程度等做出明确诊断。再根据诊断做矫治计划，选用矫治方法，设计矫治器。

不同的畸形，其矫治时间长短也不相同；同一类型的畸形，在不同年龄与不同健康状况下，矫治时间长短也不相同。一般都经过3个月以上或1~2年才能矫治好，甚至拖得更长。因此，在接受矫治时应有思想准备，家长对儿童应进行教育，要他明白矫治畸形是为了健康，并要求儿童与医生配合。

戴上矫治器后，应按时复诊，一般每隔1~2个星期必须到医院复诊。由医生根据当时病情调整矫治器的力量或修改矫治器，使之逐步发挥矫治作用。

儿童生活应有规律，加强营养，保持口腔清洁，每餐饭后漱口，睡觉前与起床后一定要刷牙。如戴的活动矫治器，刷牙前应先摘下，用凉水冲洗干净；如果戴的是固定矫治器，就要轻慢地刷牙，以免刷坏固定矫治器的附件。如此，不仅有利于口腔卫生，还有助于保持矫治器的清洁。

活动矫治器应按医生规定时间戴用，不能随意取戴，更不应该取下当玩意儿玩弄。未至预约复诊时间发现矫治器有损坏或出现症状，应及时到医院复诊，这样可以得到医生的及时治疗，以取得预期效果。

牙颌畸形矫治好以后，为什么还要戴保持器？

牙颌畸形经过矫治后，牙齿整齐了，牙弓、颌弓、面容恢复正常，是不应该再戴矫治器了。像"地包天"，即前牙反颌矫治完成后，矫治器就予以撤除。不过，牙颌畸形矫治好了，嘴里还戴着的并不是矫治器，而是保持器。保持器起什么作用呢？

牙颌畸形过程中口腔各部分肌肉、牙周膜纤维等都随着畸形和畸形的异常功能在发生改变，并产生与畸形相适应的肌肉动力平衡与牙周膜纤维张力平衡。医生用各种矫治方法，通过机械性或功能性矫治力量对患儿进行了一段时间或1年以上的矫治后，虽然畸形被纠正，牙颌形态恢复正常，但肌肉与牙周膜的改造还往往落后于牙齿咬合与颌骨形态的改造。因此，在牙颌畸形矫治完成后，还必须戴上保持器，以巩固矫治疗效，防止畸形复发，使恢复了的牙颌形态保持一段时间，等待肌肉、牙周膜、牙槽骨在新的形态与位置上逐渐得到改造，产生新的肌肉动力平衡与牙周膜纤维张力平衡。如不戴用保持器，畸形很容易复发。另外，畸形虽然矫治好了，但不良习惯尚未改变，第三恒磨牙未萌出，牙与牙的不良接触还有干扰，也会造成畸形复发。医生考虑到这种情况让患者戴保持器，并做相应处置，目的是巩固矫治的效果。

保持器有时可以利用原有矫治器加以改造而成，必要时可重新做一个合适的保持器给孩子戴上，以巩固矫治效果。戴用时间一般需要半年。个别情况要长些，这要医生根据实际情况来决定。

牙痛时怎样应急止痛？

俗话说："牙痛不是病，痛起来真要命。"牙痛时，若暂时不能就医，可采取应急止痛的方法。牙痛可由不同的牙病引起，最常见的为牙髓炎。牙髓炎疼痛最有效的治疗方法是牙髓引流。在家中可用缝衣针、锥子等经酒精或碘酊消毒后在龋洞底部刺个孔，以减轻压力，疼痛即可缓解，然后患处用过氧化氢（双氧水）冲洗，洞内放入一个蘸有牙痛水的小棉球。由牙周炎引起的牙痛多为胀痛，可用3%的过氧化氢（双氧水）擦洗牙龈以清除污物，用清水漱口，口服消炎、止痛药止痛。如果挤压患处牙龈，有脓液溢出，表明已发展为牙周脓肿或冠周脓肿，此时可用75%乙醇或2%碘酊涂抹患处，然后用消过毒的缝衣针或大头针刺破脓肿，排出脓液。排脓后，用3%过氧化氢（双氧水）擦洗患处，随后用清水漱口，创口涂以甲紫溶液（紫药水），口服抗生素和止痛片。

用于牙痛的止痛药主要为去痛片和复方阿司匹林（APC），成人每日服3次，每次1片。但应注意，阿司匹林对胃肠道有严重刺激作用，故有胃和十二指肠溃疡病的患者不宜服用。

牙痛是常见病之一，牙痛发作常使人束手无策、痛苦不堪。根据笔者多年经验，向大家介绍一种自我推拿止牙痛的方法，其法简便易学，见效快。如遇牙痛不妨一试。

取穴：均取患侧。下关——耳屏前约一横指，颧弓与下颌切迹之间的凹陷中。合口有孔，张口即闭。颊车——咬紧牙齿时，该穴正在咬肌的隆起处。曲池——肘半屈时，该穴在肘横纹外端凹陷中。

操作方法：①用中指罗纹面揉下关、颊车穴各200次。②患侧肘半屈，用另一手拇指罗纹面按揉曲池穴100次。操作时，需有较强的酸胀感。

用普通文具夹夹在眉中鼻梁根处10~15分钟，一般在数分钟后疼痛便开始缓解。无文具夹时亦可用拇指和食指夹该部位。

中医认为，鼻梁根部是心穴，稍上处两眉中为肺穴，此2穴既可镇静又可镇痛，故可止牙痛。

引起牙痛的原因很多，常见的有牙髓炎、牙周炎、冠周炎、龋齿等。不论自我推拿或服止痛片，只能缓解疼痛，欲求根治，须及时去口腔医院就诊，请医生诊治。

牙本质过敏有哪些治疗方法？

治疗时，针对较轻的牙齿敏感症，可以让患者咀嚼茶叶或核桃仁，茶叶和核桃仁内含有鞣酸，具有收敛作用，尤其对颌面过敏区，可以起到一定的脱敏效果；或用生大蒜在牙齿敏感区摩擦2~3分钟也可起到一定作用，因为大蒜中蒜辣素等能降低牙齿的敏感性。较重的牙齿敏感症患者可到医院进行脱敏治疗，治疗方法有药物涂擦、离子导入、药物贴敷、涂料覆盖、药物含漱等。那么，该如何预防呢？应该注意口腔卫生，掌握正确的刷牙方法，用较软的保健牙刷，以防形成楔状缺损而发展为牙齿敏感症。咬合关系不正常的患者应及时调颌，有夜磨牙症的患者应佩戴颌垫，以防颌面过度磨损。

牙科电子麻醉仪是干什么的？

牙科电子麻醉仪是应用经皮电神经刺激技术来消除或减轻磨钻牙齿时疼痛的一种新仪器，国外近年来应用较广，利用牙科电子麻醉仪进行治疗的技术称为EDA（electronic dental anesthesia）技术。EDA适用于牙齿制洞修复或开髓时疼痛难忍要求打麻药者或对麻药过敏的患者，深牙周袋的刮治，固定义齿基牙牙冠的预备，面部疼痛如三叉神经痛、颞下颌关节疼痛等的治疗。

电极放置部位及电流强度的选择：电极应放置在能使电刺激作用于患牙根尖及其附近的皮肤、黏膜神经的部位，因此，刺激电极越接近患牙根尖部越好，参考电极有多种选择，应尽可能使电刺激局限于狭小的区域。电流强度由患者自行调节，使局部出现酸、麻、胀感时，再逐渐加大电流，使刺激强度达到耐受极限，即牙根酸胀或局部面部肌肉小抽搐或颤动，2~3分钟后可开始治疗。

牙科电子麻醉仪作为窝洞预备时的止痛措施，国外报道有效率为85%~98%，我国也开始用于疼痛敏感窝洞的预备，对开髓和去髓时的疼痛也有缓解作用。要获得满意效果，治疗过程中医生应与患者进行语言交流，消除其顾虑。

牙科电子麻醉仪无侵害性，又安全，关电源后即恢复正常，患者乐于接受，是一种新的口腔局麻技术，有希望成为一种代替局麻药注射麻醉的方法。

补牙为什么要钻牙？

钻（磨）牙是为了去净被龋病腐蚀的牙体硬组织，消除细菌感染，阻止病变发展，防止继发龋。为了使补牙材料和正常牙体组织的洞壁相贴合或粘接，补牙需要制备成一定的洞形，即固位形和抗力形。补牙材料牢固不致松动和脱落的洞形称固位形；使补牙材料和牙齿都能负担咀嚼力的洞形称抗力形。抗力形在邻合面洞形需要，而固位形是每一个窝洞都必须的。制备洞形就好像木匠制作家具时制作出的特定形状的榫头，能使多块木头彼此紧密联结起来。同时，在磨牙时，我们又特别爱惜牙体组织，不能磨除过多，还要注意保护牙髓，时磨时停和喷水降温，防止产热过多。随着科学的发展，不需要钻（磨）牙补牙的新技术在国外一些国家已开始应用于临床，称为凯里德克斯龋病切除法。不钻牙的补牙术可减少患者的恐惧心理和精神负担，预计不久的将来，补牙的新技术可能会给牙病患者带来福音。

为什么要"杀神经"？

当龋病破坏了牙釉质和牙本质，病变达到牙髓并引起牙髓炎后，牙髓血管扩张、充血，渗出增多，病牙出现阵发性痛，放散到对颌牙、头面部、耳后等，医生诊断为慢性牙髓炎急性发作，决定去除牙髓组织以消除疼痛，以进一步治疗。治疗前一般先要用某种药物使牙髓失去活力，这就是"杀神经"。后牙为多根牙，有多个根管，神经丰富，有的牙根较细而且弯曲，治疗过程复杂，时间长，患者如感疼痛，不予配合，效果就会更差，可采用失活方法，利用失活剂（砷剂、多聚甲醛、蟾酥制剂等）对组织的毒害作用，在一定时间内（一般为2天、4天、7天等）使牙髓神经细胞破坏，牙髓失去活力，然后进行治疗，使患者无痛苦，医生也方便操作。

牙髓位于牙齿中心，有营养牙齿、形成牙本质、牙齿感觉和一定的修复防御能力。"杀神经"在短时间内能为患者解除牙痛之苦，为切髓充填创造良好条件。然而牙髓一旦被"杀死"，牙齿无营养供给，成了一个"死牙"，很脆弱。补过的牙齿如果咬硬物或油炸物，牙齿容易劈裂，因此，不到万不得已，还是"不杀神经"为好。

补牙都用什么材料？

补牙的材料有好几种，有金属的，有树脂的，品种多样，患者最关心的往往是材料的颜色，不少患者问："为什么补牙不都用白色的材料？"其实，各种补牙材料都不是尽善尽美的，各有优缺点，常言说，一位优秀的口腔医生也是一位材料专家，临床应用时，口腔医生主要根据牙位、洞的部位来选择补牙材料。在经济能够支撑、主观能够接受、适应证符合的情况下建议患者选择价格高的材料。

（1）树脂材料：复合树脂材料是经过特殊处理的合成树脂制成的补牙充填材料，它借助于牙齿表面处理技术，使之粘结于牙体硬组织。树脂材料的颜色接近牙齿原色，效果非常美观，所以大多数用在前牙缺损的修复中。在适当情况下，树脂材料更可用作改善牙齿颜色、形状及大小而美化笑容。临床上医生绝大多数使用树脂来补牙。

（2）玻璃离子树脂：玻璃离子树脂是另一种牙色补牙物料，通常用在乳牙、近牙龈及牙颈处修复中。它能紧贴着牙齿，所发放的氟素有巩固牙齿及防蛀功效。补牙后敏感的情况亦少发生。

（3）纳米、钻石树脂：纳米和钻石树脂材料是目前最先进的高科技补牙填充材料，它们具有更高强度、更逼真色泽等优势。

（4）银汞合金：银汞合金作为补牙材料已有悠久的历史，我国早在11世纪就有用银膏补牙的记载，世界上用它作充填材料也有百余年。银汞合金是由汞和银合金粉研磨而成的一种合金，银、锡、铜、锌各占一定比例，分别为65%、25%、6%和2%。近20年来银汞合金的成份、剂型、性能方面都有很大改进，国外已用高铜合金取代了传统的低铜合金。银汞合金优点是可塑性强、便于操作、坚固耐磨、经久耐用等，至今许多国家仍以银汞合金作为后牙充填材料。其缺点是颜色为银白色，与真牙颜色相差甚远，长期在口腔环境中因腐蚀和硫化物影响而变色，具有传导性，如使用不当会刺激牙髓，有汞污染，缺乏粘着性，所以临床需要制备一定的固位形等。银汞材料逐渐被树脂材料所替代。

我们要利用补牙材料的优点，使前牙后牙都得到较理想的修复。

什么是根管治疗术？

人的牙齿里是有神经的，牙神经供给牙齿营养物质，维持牙齿的生长和发育。牙神经位于牙齿中间，由牙齿表面的硬组织保护，因此，牙齿外表面的硬组织和牙神经的关系很密切，是互相依赖、共同存在的。如果牙神经因某种原因而发炎，引起牙神经坏死，牙齿就会失去营养供应。在日常生活中，也可能因牙齿外面的硬组织受伤、缺损，使牙神经也受损伤而引起坏死。牙神经一旦坏死，不但影响牙齿的功能，而且还会引起牙齿病变，所以人们通常将坏死的牙神经去掉，保存牙体组织。利用这种方法，可以保存很多牙齿。去掉坏死的牙神经一般是将牙根的神经也去除干净，扩大牙根和消毒牙根管，最后使用专门的牙科材料将牙根内的空腔充填、补好，这个过程医学上称为牙齿的根管治疗。临床上，哪些牙齿疾病需要做牙根管治疗呢？列举如下。

（1）急、慢性牙根尖周炎症：急性牙根尖周炎症包括尖周炎、急性根尖周脓肿；慢性牙根尖周炎症包括慢性根尖周炎、根尖周肉芽肿、慢性根尖周脓肿、根尖囊肿、致密性骨炎。

（2）前牙的各种牙髓炎、各种不可逆性牙髓炎：包括逆行性牙髓炎、牙内吸收、牙髓变性、牙髓坏死。

（3）前牙外伤：切角缺损、牙冠折断、根折。

（4）先天性畸形牙：畸形中央尖（铁氏尖）、畸形舌侧凹。

（5）壳冠修复的牙齿：用人工牙冠把牙齿缺失缺损部位修复起来。

根管治疗术是治疗牙髓病和根尖周病的可靠而最常用的方法。它通过彻底清除根管内的炎症性内容物，达到消除炎症、促进组织愈合的目的，并防止牙髓病和根尖周病再发生。

根管治疗有哪些操作步骤？

根管治疗术一般分为3个步骤，即根管预备、根管消毒和根管充填。

具体实施有二次或多次法及一次法。

第一步是根管预备，即用特殊的设备和器械，通过机械和化学方法，清除根管内的炎症性内容物，以消除根管内的大部分感染。

第二步是根管消毒，通过物理和化学（药物）方法彻底消除根管内的残余感染。消毒药物置入髓室或根管后，应封闭5~7天，待其充分起效，复诊时如无症状则可进行第三步即根管充填。如复诊时仍有症状或根管内仍有较多分泌物，则不宜充填根管，需再行根管消毒，以免充填后发生炎症反应。

第三步是根管充填，将有消毒作用的药物或材料填入并封闭根管，以阻止感染从根管进入尖周组织。

在根管治疗过程中，医生常常要求患者在根管治疗术前、术中和术后分别拍X线片，以帮助诊断，了解髓室的位置和根管数目及形态，测量根管工作长度及为日后随访和评价疗效提供对比的依据。

根管治疗术并非都是一次完成治疗的，医生往往根据患者临床检查情况，分步、分次进行治疗，一般来说，根管治疗要分2~4次就诊才能完成。由于根管治疗术较繁杂，尤其后牙所处的口腔位置以及根管数目多且形态较复杂，需要专用配套的根管治疗器械及设备和材料，因而，后牙根管治疗术较费时间且费用相对较高些。近几年来由于引进了自动化根管预备设备及其配套技术进行根管预备，尤其是引进了超声根管预备技术和根管手机驱动扩大器械的预备技术，节省了根管治疗术的时间，提高了效率，减轻了术者疲劳，后牙根管治疗得到广泛开展。根管治疗期间或完成后患者可能出现短暂不适，通常服用消炎或止痛药可缓解，局部出现肿痛时应告知医生处理，牙齿治疗后脆性较大，最好行套冠修复，防止牙齿折裂，延长牙齿的寿命。

为什么有的牙补时要打桩？

当前在牙体修复工作中，一个突出的难题是大面积缺损牙的保留和修复。越来越多的人已认识到自己的牙齿比义齿（假牙）更好，所以较多的患者虽然牙体缺损大也不愿意拔牙，或有某些情况不能或暂时不能拔牙（如患有高血压、心脏病等）而要求保留。桩固位是牙体大面积缺损修复中行之有效的方法，桩的主要作用是增加修复体固位，使修复材料与牙体组织紧密结合为一个整体。

桩有三种类型：牙本质桩、根管桩、桩冠桩。桩的选择与牙体缺损程度、部位、牙位和治疗方法有关。一般前牙缺一个切角可选用牙本质钉加树脂材料修复；牙体缺损1/2，去髓根管充填后，选用根管桩再加树脂材料或高铜银汞合金修复（根据牙位而定）；牙冠几乎缺失或仅留一个牙根，根管充填后用根管桩加烤瓷冠修复；后牙牙尖缺失并为活髓牙，可用牙本质桩修复，一个牙尖加一个桩；死髓牙用根管桩修复，烤瓷冠保护以防牙折。

补牙时打桩（钉），这就好像水泥经制板一样，不论水泥的质量多么好，内部也还需要钢筋，才能在承受压力时不致断裂。同样，补牙加桩可加强修复体固位，也增加抗力。

随着人民生活水平的提高和牙齿保健意识的增强，越来越多的残根和残冠得以保留下来，保存残根、残冠的最好方法是桩冠修复，而目前临床应用较为广泛的根管桩核主要是纤维桩。纤维桩是用磷酸锌水门汀粘固在基牙的牙根内，牙冠缺损部分再用光固化复合树脂修复，然后就可以做牙体制备了。牙齿磨好后取模型，做临时牙，下次复诊时就可以戴烤瓷冠了。

为什么有的牙补时要来好几次？

人们在请医生补牙时，都希望能一次补好。浅龋、中龋和部分深龋患者，去尽龋坏组织后，无主观症状时，是可以实施立即充填法的。但对于深龋患者，过去有主观症状，当去尽龋坏组织后，无论有无自发疼痛都应实施延期充填法，这种情况下补牙就不能一次完成。立即充填法是在备好洞后立即充填，但充填前必须先用刺激性小的药物（如樟脑酚、苯酚、丁香酚等）消毒洞底和洞壁；若洞底无龋坏牙本质，可用氧化锌丁香油黏固粉盖上一层，再用磷酸锌黏固粉垫一层底，最后用永久性材料（如银汞合金等）充填。

延期充填法就是先用药物封在洞底，暂时封药后观察7~10天，如无症状，牙髓活力测试正常，再行充填。此法适用于洞底留有少量坏变组织者。若封药后有轻微的症状，再封药观察3个月，症状消失，牙髓活力测试正常，盖髓后充填。若封药后症状重，有自发痛，或封药后无症状，再观察3个月时症状加重，则均应开放牙髓，做髓病治疗。若龋病发展成牙髓病、根尖周病，治疗就更为复杂。所以，补牙有时一次不能完成。

填补后的牙齿要注意些什么？

正常牙齿结构完整致密，牙髓中的血管源源不断地供给营养，使牙齿充满活力，显得特别坚硬且有光泽。杂技演员经过训练的牙齿，能承担上百公斤的力量，而没有训练的牙齿，在吃饭时突然咬到一粒沙子，牙齿也可能会崩裂。补过的牙齿，从外观上看虽然已恢复了本来面目，但实质上它的坚硬程度已经大大降低了。补牙已磨掉了部分感染的牙体组织，某些牙病治疗时要去除感染的牙髓，这样牙齿就失去了营养供给，成了一个"死牙"，很脆，就像一棵枯死的树，尽管还立在那里，但毕竟经不住"狂风暴雨"的袭击。若用补过的牙齿咬硬物，牙齿就会出现劈裂现象。

为了防止牙齿的劈裂，医生和患者都要爱护它，注意以下几点。

（1）医生在补牙充填前将此牙略磨低些（称降低咬合），这样做的目的是减轻该牙的负担。

（2）牙齿缺损过大的，修补后可加全冠修复体保护。

（3）患者不能用补过的牙齿咬硬物，更不能用牙齿开瓶盖、咬核桃、咬骨头和蚕豆等。

（4）保持口腔卫生，早、晚刷牙，饭后漱口，定期进行口腔检查。

总之，经过填补后的牙齿，只有得到合理使用和倍加的爱护，才可能长久地陪伴着您。

为什么一定要去除牙结石？

所谓洁牙，就是清洁牙齿，但这不包括日常生活中的刷牙、漱口等口腔清洁措施，而是特指口腔医生使用专门器械对牙齿进行全面细致的清洁，去除一切不该有的附着物，如牙结石、软垢、色斑等等。

在全美科学新进展大会上，美国明尼苏达州的牙医赫兹伯格博士报告了他们的研究结果，即口腔内的慢性炎症如龋齿、齿龈炎、牙周病等可以使细菌很容易进入炎症区局部组织的血管中，从而引起血液凝结，形成栓子、血管炎，甚至诱使心脏病发作。由于长期不刷牙或者刷牙方法不当，食物碎屑、寄生菌、唾液黏性成分及脱落的上皮细胞等可混合形成牙菌斑，分泌酵素及毒素，破坏牙齿与牙周组织，牙菌斑钙化成为牙结石，对牙龈及牙槽骨的损害作用更大。牙菌斑中的细菌菌体蛋白进入发炎的齿龈与牙周组织的毛细血管里，造成静脉血凝集，这便铸成了潜在的心脏病发作的病理基础。

医学家们的多项研究得出了相似的结论，即牙齿与牙龈的感染确实是诱使心脏病发作的独立危险因素，坏牙诱使心脏病发作的风险为正常牙的2倍，所以不可低估它的危害性。人们应当高度重视口腔卫生保健，保持牙齿清洁，餐后及睡觉前认真刷牙，掌握正确的刷牙方法。同时应用牙签、牙线等清除牙缝隙间的牙菌斑。牙膏可先用含氟及抗牙菌斑的剂型，还可配用消炎抗感染的漱口水等。另外，至少每半年至一年请医生检查口腔及洁齿一次，去除牙结石，治疗牙周病，这样便可以大大减少心脏病发作的几率了。

如何防治牙周病？

在日常生活中我们发现牙周病的患病人数较多，许多患者常因牙周病导致牙龈出血、龈沟溢脓、牙齿松动等，最后不得不将患牙拔除，因此必须防治牙周病的发生。

牙周病是最常见的口腔疾病，它是发生在牙周组织包括牙龈、牙周膜、牙骨质、牙槽骨的疾患。早期患者多无自觉症状，或症状较轻，易被患者忽视，任其继续存在，自行发展，当患者症状明显而就医时，牙周病往往已进入晚期，严重影响咀嚼。所以要做好口腔卫生保健，消除引起牙周病的局部因素。

导致牙周病的因素很多，包括全身因素和口腔局部因素。口腔局部因素具有相当重要的作用，如牙菌斑、牙结石、软垢、食物残渣、创伤性咬合等。牙菌斑的堆积是构成牙周病的主要因素，菌斑是黏附在牙齿表面的微生物群，由大量的细菌、食物残渣、口腔黏膜脱落的上皮细胞等组成，细菌产生的酶、毒素等及其免疫反应直接或间接地刺激牙龈组织；牙结石是沉积在牙面或其他固件物上矿化的菌斑，分为龈上牙结石、龈下牙结石；软垢是附着在牙齿表面和龈缘处的软性沉积物。这些因素的共同作用促进了牙周病的发生。

预防牙周病，我们在日常生活中要注意保持口腔卫生，消除局部刺激因素，掌握正确的刷牙方法和合理地使用牙签及牙线等。

什么是定期牙周维护治疗？

牙周维护治疗分为专业人员和个人自我维护治疗。专业维护治疗包括每3~6个月进行1次龈上洁治和龈下刮治；个人维护主要是刷牙，要求使用保健牙刷和正确的刷牙方法，每天早、晚各刷1次牙，如使用药物牙膏，应将牙膏在口腔内保持1分钟以上，以便使药物发挥作用。牙菌斑是牙周病发病的主要因素，且口腔内的牙菌斑在不断地形成，而口腔牙齿某些部位（如根分叉区、牙间隙等）的牙菌斑是无法靠患者通过刷牙等方法有效清除的，因而牙周病的治疗不是一劳永逸的，而需要患者定期地到医院进行牙周维护治疗，以保持治疗效果，防止病情复发。

牙周治疗效果的取得是医生和患者共同合作的结果，一般在治疗取得疗效之后，有些患者自身护理的概念开始淡薄，菌斑控制也放松了，这就大大增加了疾病复发的机会。如果医生和患者能继续保持联系，共同加强维护牙周组织的健康，就能获得长久的疗效。牙周治疗完成后，一般安排2~3个月后进行复查、复治。间隔期的长短取决于患者口腔卫生自身护理的能力、牙周病的严重程度以及复诊时的病情。牙周维护在治疗后的头3年特别重要。复查时应进行1次全面检查，简要地询问病史，检查牙龈的色泽、外形及弹性，探查龈沟深度、有无出血、有无脓性分泌物。在6个月~1年时，通过X线检查骨质修复或破坏的动态变化。检查牙松动度是否改善或加重。检查根分叉区。用菌斑染色观察、分析患者的菌斑控制情况，找出其口腔内的难洁净区和新出现的牙结石沉积区域。还可进行一些必要的辅助检查，如龈下菌斑中螺旋体的比例、致病菌的快速检测等。对患者有针对性地进行口腔卫生指导。进行龈上、龈下洁治及根面平整，重点关注出血或渗出的龈袋。牙面抛光以清除菌斑和色素，抛光的牙面十分光滑，菌斑、牙结石较难再沉积。对术后遗留的牙根暴露及敏感区，可用氟化物或氢氧化钙等药物做脱敏治疗。

哪些病牙应拔除？

牙病是发病率很高的一种常见病，患牙病后是应当保守治疗，还是应将病牙连根拔掉，这是使牙病患者感到迷惑的一个问题。

一般情况下，大多数病牙可以通过补牙、治疗牙周病变等得到治疗，只有一部分病牙由于失去了治疗机会，或牙齿病变发展到了无法治疗的地步，需要排除。需要拔牙的有下面几种情况。

（1）牙齿龋坏过久，无法修补。这种牙齿有时只剩下残冠或牙根，如不拔除，不仅没有咀嚼功能，而且常常会引起牙周组织发炎、化脓，严重时甚至可能发生牙槽脓肿。

（2）患牙周炎，牙周组织已严重破坏，牙槽骨萎缩，牙龈化脓，牙齿明显松动。这种牙不但已丧失了咀嚼功能，而且会影响其他健康的牙齿和口腔卫生。

（3）牙齿挫伤、折断而又无法治好，保留已没有什么价值，需要拔除，否则会影响美观，咀嚼食物时还会引起疼痛，甚至发炎、化脓。

（4）位置不正常并经常发炎的智齿也需要拔除，如不拔除，会经常引起智齿冠周炎发作，甚至使邻近牙齿发生损坏。

（5）乳牙超过替换年龄还迟迟不脱落的，会妨碍恒牙萌出，造成恒牙排列不齐，应该拔除。

（6）在正常牙数之外又多长出的额外牙、多生牙也要拔除。这种牙既无咀嚼功能，又会影响其他牙齿萌出或把其他牙齿挤得不整齐，影响牙齿美观和咬合，或造成食物嵌塞，容易发生龋齿。

（7）已成为病灶并且久治不愈的牙齿，必须拔除。如不拔除，会引起其他组织、器官的疾病。

（8）影响镶牙或矫正畸形不得不拔除的牙齿，也应当拔掉。

哪些内科疾病患者不能拔牙？

许多患有内科疾病的人是不能拔牙的，或是在一定的条件下是不能拔牙的，否则会引起较严重的后果。

（1）血液病：拔牙可能造成术后出血不止，如血友病、白血病、再生障碍性贫血、血小板减少性紫癜及败血症等。

（2）肝脏病：急性期肝炎或肝功能损害严重者应暂缓拔牙，必须待病情好转后再拔牙，否则会导致术后出血不止。

（3）肾脏病：有严重肾功能损害者不能拔牙，以免引起肾功能衰竭。一般肾脏病较轻者，拔牙前应注射抗生素以防拔牙造成的暂时性菌血症，从而预防肾病急性发作。

（4）糖尿病：糖尿病患者因抵抗力低，术后容易感染，故病情重者应暂缓拔牙。必须拔牙者，应在医生会诊控制血糖后再拔牙。拔牙手术前、后使用抗生素，以防并发感染。

（5）甲状腺功能亢进：甲状腺功能亢进者不宜贸然拔牙，以免出现甲状腺危象，重者能迅速引起衰竭甚至死亡。必须拔牙者遵照医嘱进行治疗。

（6）器质性或功能性精神、神经疾病：应考虑在手术中及手术后引起疾病发作的可能性。拔牙遵照医嘱进行治疗。

（7）其他疾病：急性传染病、恶性贫血、严重肺结核、营养不良、过度疲劳都可以降低机体的免疫力，延缓伤口的愈合，易出现合并感染，都应暂缓拔牙。

（8）心脏病、高血压：对已经出现心力衰竭症状或肝肾功能异常的患者，严禁拔牙。风湿性心脏病、先天性心脏病和做过心脏瓣膜手术的患者，拔牙前后要注射抗生素。有心绞痛病史的人拔牙要慎重。1年内患过心肌梗死者暂缓拔牙。一般无心功能不全的心脏病患者可以拔牙，但必须遵照医嘱，在心电监护设备监护下拔牙较为安全。另外，使用的麻醉药中不能加肾上腺素。已有脑、心、肾等器质性病变的高血压患者要避免拔牙，一般高血压患者拔牙应遵照医嘱。

什么是舒适和微创拔牙？

长期以来，拔牙给老百姓留下了很可怕、很粗暴的印象：患者龇牙咧嘴地躺在牙椅上，医生、护士按住头，锤子、榔头叮咚响……事实上，这种场面已经一去不复返了。舒适拔牙是一种包括无痛微创技术的拔牙项目，是一个整体化解决拔牙焦虑、拔牙疼痛的方案。通过清醒镇静和微创技术的引入，最大程度减少患者的恐惧心理和创伤程度，达到最佳拔牙治疗效果，实现舒适、规范、微创和人性化。清醒镇静的目的是减轻或消除有牙科焦虑患者的牙科焦虑，对无牙科焦虑的患者则预防牙科焦虑，让操作者面对放松、清醒、合作的患者。多种药物可用于实施清醒镇静，其中可控性好、安全系数高者首推氧化亚氮，即笑气。目前欧美发达国家广泛采用的笑气镇痛技术，能有效降低患者疼痛阈值，提高局麻效果，使得拔牙在完全放松的状态中完成。引进Sleeperone无痛麻醉仪实现无痛注射，麻药推药力量和麻药注射量实现微机精确控制，患者在全然不觉的状态下完成了拔牙过程，尤其适用于儿童和对疼痛敏感者。

微创拔牙使用微创拔牙器械，能尽可能地减少伤害，易操作，实现零损伤，使拔牙更安全，并能有效减少患者的痛苦。微创拔牙刀是由专业牙医发明和设计的，目的是使牙科手术尽可能地减少伤害。薄而锋利的工作端使得它能够压缩牙槽骨，切断牙周膜，轻柔地拔除牙齿，不需要牙铤撬动的力量。整个拔牙过程将牙周组织受到的损伤降至最低，使愈合更快。微创拔牙术中术后极少发生出血、麻痹、张口受限等常见并发症。如复杂的阻生牙等拔除时，采用高速专用涡轮机切割牙齿，以减少创伤，避免暴力操作造成的各种并发症，并很快拔除牙齿，在辅以围手术期的药物控制后，可以一次拔除多颗复杂牙齿，并将术后反应降至最低。

拔牙后应注意哪些问题？

拔牙虽然是小手术，但如不注意保护拔牙的创口，也会造成一些麻烦。那么，拔牙以后应该注意哪些问题呢？

（1）医生放在患者口内的棉卷，患者要轻轻地咬住，30分钟以后才能吐掉。

（2）拔牙当天不要高声谈笑，也不要用力吐痰、吐口水，不能用舌头舔创口，更不要吮吸创口，以免负压引起出血，也不要用手指或牙刷等东西去碰它。拔牙2小时后方可进食，切忌吃太烫或太硬的食物，也不要饮烈性酒，不要吸烟，不要吃辛辣食物。

（3）术后6小时以内不能漱口，否则可能引起再出血，或使创口感染。6小时以后可用温热的盐水轻轻含漱。拔牙后第二天可刷牙，但也应谨慎，勿使牙刷触及创面。

（4）术后20小时以内，可能在唾液中带有少量的血水，这是正常现象，不要害怕。即使有大量的出血，也不要慌张，立即找一块消毒的纱布放在出血的创口上咬住，然后去医院看急诊。

（5）拔牙的当日，不应过度活动。

（6）根据情况需要，可在第二天到医院复查1次。

（7）如果拔牙创面进行了缝合，一般在拔牙后5~7日去医院拆线。

怎样防治智齿冠周炎？

阻生牙的表面有牙龈瓣覆盖，这样与牙冠之间就形成了一个缝隙，医学上称之为盲袋。人们吃的食物残屑最易藏在盲袋里面，加上口腔的湿度、温度又合适，给细菌提供了良好的生长、繁殖环境。盲袋里的食物残渣即使经过刷牙、漱口也不容易被清除。在正常情况下，细菌所造成的危害并不明显，但在感冒、疲劳、抵抗力降低时，它就兴风作浪，趁虚而入，这就形成了智齿冠周炎。

这种病不能小看，它来势凶猛，牙龈肿胀、疼痛明显，严重的会出现牙关紧闭、进食及吞咽困难，并伴有发热、头痛、周身不适、便秘、白细胞升高等全身症状。若治疗不彻底，就会变成慢性炎症。冠周炎反复发作时，盲袋内的脓液由口腔进入消化道，可形成人体的"病灶"，长期危害健康。智齿冠周炎还能引起颜面软组织感染，并向头面部扩散，造成不良后果。阻生智齿不但对全身有损害，对邻牙也有损害，常造成邻牙龋齿，严重时可产生牙髓炎，使邻牙牙槽骨受损而过早丧失功能。

智齿冠周炎是青年好发的一种口腔疾病，若有反复发炎的阻生智齿应尽早拔除，拔除后对人体健康有益，对邻牙也起到保护作用。目前拔智齿的方法很多，不会给患者带来什么痛苦，请患者千万不要顾虑。

拔除阻生牙有什么特殊性？

阻生牙牙冠周围的牙龈常常会发炎、疼痛，严重时脸颊肿胀，导致张口困难，甚至全身发热、颌下淋巴结肿大。阻生牙还常常会引起邻牙龋坏（虫牙）、松动以及牙槽骨吸收等，所以能引起这些病变的阻生牙应该拔除。

　　由于阻生牙位置不正，被邻牙阻挡，有些还可能完全被骨组织包埋，因此阻生牙的拔除比拔其他牙要困难。被牙龈覆盖的阻生牙要切开牙龈，被骨包埋的要把骨去除，被邻牙挡住的要把牙冠劈开，分片拔除，所以，拔阻生牙费时间较长，术中、术后可能发生的并发症也较多，如出血、断根、邻牙损伤、术后下唇麻木、干槽症等。

牙齿外伤折断脱落怎么办？

　　切牙位于面部凸显的部位，最容易被外力打落。许多人切牙被打落以后，认为这种离体牙已毫无用处，任其脱落，只是赶紧跑到医院来处理伤口。其实，被打落的切牙，只要没有粉碎，或牙冠横断而牙根完好，或包绕牙根的牙槽骨虽然骨折但未离体，还是有用的，口腔医师可以把它植入牙槽骨内，经过固定3~4周，完全可以长稳，而脱落乳牙可采用干细胞技术实现牙髓再生。牙齿离体的时间越短，远期效果越好。所以，在切牙外伤离体以后，应该带上离体的切牙立刻赶到医院去治疗。

　　切牙受到冲击，可能牙冠被打掉一半，或整个牙冠都被打断，这时牙齿对冷、热、酸、甜等刺激敏感，甚至疼痛，给饮食与发音都带来一定的影响。一般人认为，牙冠折断了，既难看又有疼痛，都愿意将残留牙根拔掉，重新装上洁白的假牙。其实，断了的牙在多数情况下，可以通过治疗后再修复起来。修起来的牙要比拔牙后再镶的假牙牢固得多，也能够恢复外观与功能。牙受外力损伤，如果只限于牙釉质缺损，只要把缺损的边缘磨钝就可以了。牙齿缺损达到牙本质，对外界刺激敏感，可以通过脱敏治疗来解决，也可把锐利的边缘磨钝。如果缺损太多影响外观，就需要进行修复治疗。如若牙髓也受到损伤，先要对牙髓进行治疗，然后再做外形修复。只有牙齿折断的部位在牙龈3mm以下，才考虑将残存部分拔掉。

　　所以，牙齿折断后，不管受伤的程度如何，都应该及时到医院检查，切莫贻误时机。

如何处理儿童外伤掉牙？

儿童天真活泼，多动，爱玩，但缺乏自我保护意识。儿童牙齿常常由于体育运动、互相打闹，不慎碰伤而脱落，特别是其前牙。儿童处于牙颌系统生长发育和乳、恒牙交换的时期，在此时期，维护牙齿的健康对于儿童颌骨的正常发育、牙弓的正常形态、恒牙的正常萌出和排列以及咀嚼功能的发挥和面部的美观都有着十分重要的意义。因而，儿童的牙齿一旦发生意外脱落，就应该采取正确的保护和处理措施，争取能够成功再植。正确处置方法如下。

儿童牙齿意外脱落后，应迅速找回脱落的牙齿，立即用清水或淡盐水冲洗掉脏物，并及时到就近医院请牙科医生处理。

如果当时就医条件有限，应将脱落的牙洗干净后，放入淡盐水或生理盐水中，适当加入抗生素药液，并置于低温环境下保存，如放入冰箱冷藏（温度为3~4℃），然后再去医院看牙医。

儿童牙齿脱落后，如果表面有附着组织，不要随意用器具将其去除，不要将其在干燥的环境中放置过久或置于有腐蚀性的药液中。如果牙齿脱落累及牙槽或牙龈时，也不要随意将其去除，冲净后，一并放入淡盐水中，去医院交给牙医处理。

儿童脱落的牙齿如果有折断一般为横折，也不要将其随意丢弃，应按上述方法把牙保存好，并立即到医院交给牙医处理。

了解这些方法，对儿童意外脱落牙齿做到心中有数，不盲目处理，减轻儿童痛苦，保证正常发育。另外，平时关心儿童，爱护儿童，减少意外发生，保证其健康成长。

什么是牙齿移植术？

公元16世纪的法国已经开展了牙齿移植术，人们曾把它当作一种时髦的手术。在战争年代，一些军官失去了牙齿，让士兵献出牙齿给他安上。

在欧洲，还有贫民出卖牙齿给贵妇再植的记载。

所谓牙齿移植术，就是把因牙冠破坏大而不能补好的牙齿拔掉，或因意外事件牙齿失落后，将另外的牙齿植入牙槽窝内。用自己的牙齿移植为自体牙移植术，用别人的牙齿移植称为异体牙移植术。异体牙移植术的效果较自体牙移植术的效果差得多，这是因为身体对他人的牙齿有排斥现象。

异体牙移植术的牙齿来源于各种非牙病而需要拔掉的牙，例如为了矫正牙齿、镶牙的需要以及手术上的原因而拔掉的牙齿，拔下的牙齿采用低温保存、备用。

自体牙移植术绝大多数应用于下颌六龄牙（因为患龋齿不能再补而被拔掉），用正在发育中的第三磨牙移植于六龄牙的位置。这种手术适用于14~20岁身体健康的青少年。一般移植牙能保存5~10年，但也有达不到此年限的。

怎样防治颞下颌关节紊乱综合征？

张闭口时关节区疼痛、出现弹响、开口运动异常是颞下颌关节紊乱综合征的三大症状。颞下颌关节紊乱综合征是颞下颌关节本身结构与周围组织的平衡遭到破坏导致的一组病症。在青年时期，颞下颌关节紊乱综合征是一种十分常见的疾病，根据近年来的科研统计资料和流行病学调查，这种病在青年中的发病率为30%~60%。

颞下颌关节为何出现紊乱呢？根据科学家研究，发现牙齿咬合关系异常是其发病的主要因素，口腔医学上所谓的牙颌畸形如牙齿排列不齐、缺失，上颌牙对下颌牙覆盖过深，牙齿过度磨损降低了牙齿高度等，均可引起颞下颌关节双侧运动不协调，从而引起关节周围肌肉反射性痉挛而产生疼痛。经常夜磨牙、咬食过硬能造成关节负担过重。

为了预防本病，青年人应该注意以下几点：①天冷时，注意颞下颌关节的保暖，受冷后不马上吃食物。②平素不要张口过大，以防肌肉韧带损伤，尤其在打哈欠时，更要注意用手托住下巴，防止张口过大损伤关节。

③有偏侧咀嚼或在训练紧张时使劲咬牙等不良习惯的，均应改正。本病的治疗目前以针灸和理疗为最好。

颜面部蜇伤怎么治疗？

外出野游，颜面部有可能被蜜蜂、马蜂、蝎子等昆虫的毒刺蜇伤，常常在蜇伤处局部发生明显的红肿，疼痛剧烈。治疗方法是先用镊子取出刺入皮肉的毒刺，局部用0.5%~10%氨水涂擦，以中和毒素，减轻疼痛。应用蛇药片沾水涂擦蜇伤处周围，有止痛、消肿的作用。疼痛剧烈可服用去痛片或镇静药。医院常用0.5%~1%普鲁卡因作蜇伤周围组织封闭治疗，止痛及消肿效果良好。

如何进行口腔颌面部外伤急救？

根据口腔颌面部外伤的特点，处理时必须注意以下几个问题。

（1）对口腔颌面部的损伤进行急救时，首先是抢救生命，必须检查除颌面部损伤外是否有颅脑及身体其他部位的损伤或危及生命的问题，如窒息、出血等，也就是说应该先解决主要矛盾，待伤员这些情况平稳后，再处理颌面部的伤口。

（2）呼吸道阻塞可危及生命，遇有窒息情况，要及时找出原因，予以处理。如有异物或血液、血块及分泌物等，应及时吸出，使伤员的头偏向一侧，或采取俯卧位，使分泌物自行流出。如因下颌骨骨折造成舌后坠，可将两侧下颌角向上托起，并用粗线将舌拉出。如因上颌骨骨折向下压迫舌背，需将上颌骨托起，并做临时固定，以保持呼吸道通畅。如仍不能解决问题，可用粗针头由气管的环状软骨间的环甲膜处插入气管，以维持呼吸，同时要尽快做气管切开。

（3）遇有严重出血时，应先及时止血，并给予静脉输血及补充液体。一般性出血可将移位组织复位，再加压包扎，即可止血，如有较大的血管出血，需将血管找出结扎，也可应用压迫单侧主要血管的方法加以止血，例如在耳前压颞浅动脉，颌下区压迫颌外动脉，紧急大出血时可压迫颈总动脉等。这些主要血管都可在面部摸到搏动，位置不难确定。总之，要待伤员全身情况好转再清创、缝合口腔颌面部伤口。

（4）处理颌面部伤口时应注意使眼、口唇、鼻翼等恢复原有位置。如对位不准或感染后形成明显瘢痕，将会遗留面部畸形，影响面部外形。

（5）清创时必须将伤口的沙石、矿渣等异物冲洗干净。如不干净，异物留在皮肤内，将造成皮肤变色、不平整，也将影响面容。

（6）在条件允许的情况下，要及时送伤员到二线专科医院接受专科治疗，不宜勉强长期留治在一线医院，以免给伤员造成不良后果。

为什么有的人需要行正颌外科手术治疗？

正颌外科是近几十年来口腔颌面外科和口腔正畸学共同发展所取得的最新成果之一，即通过口腔颌面外科与口腔正畸学的密切结合，共同矫治牙、颌、面畸形，同时解决咬合的问题。它包括牙齿的矫正，也包括颌骨的矫治，使牙、口、颌面功能和形态达到完满、协调和统一。与一般意义上的治病救人概念有所不同，正颌外科一方面使患者的牙、颌功能得到矫治，而另一方面是改善患者的容貌，使患者更加容貌美。

现代正颌外科的治疗目的，首先是恢复牙颌面畸形患者的正常生理功能，其次是调整畸形容貌，使之和谐、匀称，即通过正颌外科手段塑造容貌美、生理功能正常的颌面形象。正颌外科手术需要医生有过硬手术技巧和审美艺术，并在护理人员的精心配合下才能使手术顺利地达到预期目的，使患者满意并早日康复。

上下颌骨是口腔牙齿的支持组织，有些时候，当颌骨过短或过长，过宽或过窄，仅仅依靠粘结托槽不能完成矫正。然而，这些问题不仅影响患者面部外形，而且严重的会导致咀嚼或吞咽困难、发音障碍、颞下颌关节疾病，有时也会导致不自信等心理问题。因而一些严重的畸形需要正畸医生和外科医生联合完成矫治，通常是两个学科医生联合设计出1个治疗方案，先由正畸医生根据外科需要矫治拥挤的牙齿和不良咬合关系（疗程一般是6~12个月），之后由外科医生手术矫正骨骼畸形（疗程通常是2个月），手术之后再由正畸医生进行牙齿排列和咬合方面的精细调整（疗程通常为6~12个月），整个疗程大致需要12~24个月。

为什么拔了牙后要及时镶牙？

许多人认为拔掉患牙后，只要伤口愈合，就万事大吉。这种认识是不正确的。患牙拔掉以后，在牙列中间留下了空隙，如不及时填补上，与被拔掉牙相对的牙齿会因缺乏拮抗力而明显伸长，而且空隙两侧的牙也会向空隙处倾斜，必然造成牙齿间较大的缝隙。这种缝隙易于嵌塞食物，时间长了就会出现牙周病或龋病。在青少年时期拔恒牙又未及时镶牙，可造成更多的牙齿移位，发生牙齿排列紊乱，引起终身痛苦。

从理论上讲，拔牙后牙槽骨失去了生理性咀嚼功能的刺激，会逐渐萎缩，大约要2个月才达到稳定的程度。一般认为，这个时候镶牙最合适。某些排列拥挤的牙因为拔掉后没有镶牙的位置，则不需要镶牙，而"尽头牙"，也就是第三磨牙拔掉后也不需要再镶牙。

牙列缺损是口腔常见的一种缺损畸形，在人群中发生率很高，表现为牙列中的一部分牙齿丧失。造成牙列缺损的常见原因有龋病、牙周病、外伤、颌骨疾患、发育障碍等，其中以龋病、牙周病最为多见。牙列缺损后，口颌系统的完整性就被破坏，不仅影响局部，还可影响全身，其主要影响如下。

（1）咀嚼功能减退。牙列缺损时，会影响口颌系统的咀嚼功能。食物经过咀嚼磨碎，与唾液混合而润湿，不仅便于吞咽，而且促进胃液和胆汁分泌，亦有助于消化食物。因此，牙列缺损影响咀嚼功能，使胃肠道的消化功能也受一定影响。

（2）牙周组织病变。若牙齿缺失后久未修复，邻牙会向缺牙间隙倾倒移位，对牙向伸长，不但失去与邻牙的正常接触关系，造成食物嵌塞，且牙齿排列和咬合出现紊乱，又由于少数余留牙所承担的负荷过重，致使牙周组织因创伤而产生病变。

（3）发音功能障碍。特别是前牙缺失时，可造成不同程度的发音功能障碍。

（4）影响面容美观。牙齿缺失后，因牙槽骨萎缩，唇、颊部软组织失去支持而内陷，特别是当上下后牙缺失较多，面下部的垂直距离变短，鼻唇沟加深，面部皱纹增加，容颜更显衰老。

（5）对颞下颌关节有影响。牙齿缺失较多时，余牙倾倒移位，或相对伸长，可造成咬合关系紊乱，阻碍下颌前伸或倾向运动，咀嚼肌群张力不平衡，临床上常表现为咀嚼时关节疼痛、张口受限、关节弹响等颞下颌关节紊乱综合征的一系列症状。

因此，对于牙列缺损的患者，应当及时制作义齿予以修复。一般宜在拔牙后3个月左右，待缺牙区伤口完全愈合、牙槽嵴吸收基本稳定后制作义齿修复。如果因某些原因必须立刻修复者，也只能做暂时固定桥或可摘义齿，待伤口完全愈合再做正式修复。

能否不拔残根就镶牙？

由于龋齿、外伤等原因致使牙冠大面积缺损，甚至牙冠完全缺失，只留下残余的牙根，称为残根。这种残牙若发生在前牙，影响美观和发音，若是发生在后牙则影响咀嚼功能，致使患者只能用对侧咀嚼食物，长此以往，会引发颞下颌关节紊乱综合征。为了避免这一系列后遗症，恢复美观和功能，患者应尽早到医院进行治疗和修复。经医生检查，若残牙稳固，牙根有足够长度，且牙槽骨有足够长度并有足够的支持，这种残牙大多不必拔除，而且可以进行固定修复。治疗包括以下几步。

第一步，医生对根管进行预备、扩大、充填，这就是通常所说的根管治疗。2周以后，若患者无不适症状，说明原有根尖部炎症已得到治疗。

第二步，医生对已经进行过根管治疗的患牙进行制备。首先，制备牙冠部分使之与牙龈平齐，然后在根管内制备桩钉的位置，其长度约为根管长度的2/3，宽度约为根管宽度的1/3，随后取模型，再用牙胶封闭根管口。

第三步，取模型送到技术室，由技工制备桩钉和外部的烤瓷修复冠。

第四步，医生把做好的桩钉和修复冠在患者口腔内试戴，再进行修改、调整，把桩钉粘固在根管内，修复冠粘合在桩钉上，这样，修复就完成了。这种固定义齿的优点在于修复体与原有的牙齿大小一致，患者无异物感，咀嚼功能好，对发音无影响，色泽选择范围大。但也有一些缺点，如烤瓷修复体脆性大，易折断，不能用其咬硬度较大的食物，而且这种固定义齿不像活动义齿易清洁，所以患者每天刷牙时应仔细刷洗修复的义齿，避免菌斑、牙石刺激牙龈，保持牙冠边缘与牙龈良好的接触关系。

牙体缺损有哪些修复方法？

牙体缺损多由龋病引起，非龋性疾病引起的缺损包括釉质发育不全、牙折、磨损、楔状缺损等。牙体缺损面积小，固位尚可，一般可用充填法进行修复，常用银汞充填法和树脂充填法等。牙体组织缺损用充填法不能修复时，可用制作修复体的矫形法来修复。

修复体包括嵌体、全冠、部分冠、桩冠等几种。

（1）嵌体：为嵌入牙洞内的修复体，按材料可分金属嵌体和非金属嵌体，按洞型可分Ⅱ类洞及Ⅳ类洞嵌体，还包括以嵌体升高来恢复咬合关系的高嵌体。

（2）全冠：即人造冠覆盖牙的全部牙冠外层。有锤造、铸造的金属全冠和树脂冠及金属烤瓷冠等。主要适用于充填或嵌体固位不良的牙体缺损，以及接触点不良或咬合过低者。

（3）部分冠：覆盖基牙外层的一部分者称为部分冠。常用的有3/4冠、开面冠及锤造半冠。如前牙切角缺损或切端部分折断和充填或嵌体有困难时，可采用3/4冠或开面冠，也可做后牙接触不良的修复体。

（4）桩冠：为整体的人造冠，它用金属桩伸入基牙根管内而有固位作用，故名为桩冠。一般可分为简单桩冠和复杂桩冠。牙体缺损多或已伤及牙冠、牙冠情况好、根长而粗的单根牙不能以其他方法修复者，或者是畸形、错位牙不能用其他方法矫形者，以及前牙经根管法治疗后牙冠变色严重影响美观者，都可用桩冠来修复，但都必须经过完善的根管治疗。

什么是固定假牙和活动假牙？

活动假牙患者可自行摘戴。镶假牙过程中对真牙的切磨较少，制作方便，费用低，易于清洁，但体积较大，戴入口腔有异物感，对咀嚼功能的恢复有限，咀嚼时容易松动。

固定假牙是粘固在口腔中剩余的真牙上，不需摘戴，稳固，舒适，美观，对发音无影响，但镶牙前对天然（真）牙的切磨较多，费用比活动假牙高，人们常说的烤瓷牙就是其中的一种。

镶固定假牙首先要考虑患者的缺牙情况，同时也要考虑缺牙隙两侧真牙的情况。缺牙隙两侧的真牙若有足够的高度，牙根稳固，就可以安装固定假牙。对于没有发育好的小孩的牙齿，或者真牙松动、牙周组织萎缩、倾斜错位的成人来说，最好不要选择固定义齿修复。至于活动义齿，绝大多数患者均可安装。

选择镶牙种类除参考上述特点外，还与患者的要求、年龄、职业、口腔内余留牙情况、身体状况及经济条件有关，应综合考虑。镶固定义齿患者年龄一般为20~55岁，身体情况及基牙条件较好时，年龄可适当增大；演员、教师等职业的患者宜选择固定义齿，以免影响发音；精神病或生活不能自理者，为避免将义齿误吞，尽可能镶固定义齿。患者全身健康状况较差，不能支持较长时间牙体制备手术者，则应选择镶活动义齿。

什么是可摘局部义齿铸造支架修复？

铸造支架是可摘义齿的重要组成部分，特别是在可摘局部义齿修复中所占的比重越来越大。制作高质量、高精度、具有审美修复的铸造支架是获得良好修复的关键之一。制作一件精美的铸造支架，除了优良的设备和高质量的材料外，还要有正确的设计和规范的工艺操作。由于铸造支架具有弥补塑料基板和弯制卡环的不足之处的优点，因而在修复体中所占的比重越来越大。对倒凹较明显、预计难以调整倒凹深度的基牙也可设计弯制卡环，与铸钛卡环配合使用。

什么叫覆盖义齿？

一般情况下，镶牙时均需将坏牙及牙根拔除，但有时有些患者因某些原因不宜拔牙或有其他情况，医生可将坏牙的牙根或牙冠经过完善的治疗后保留在牙床内，并在此基础上为患者修复假牙。这种假牙我们称之为覆盖义齿。

覆盖义齿因其能保留牙根，因此牙槽骨的吸收减少，可大大提高咀嚼功能，另外还能保留进食时对食物性质、硬度的辨别能力。如果再进一步在牙根或牙冠上增加一些辅助固位装置（例如磁性附着体、暗扣附着体等），则还可提高假牙的固位能力，使其不易脱落，这些都是覆盖义齿优点。覆盖义齿也有一些缺点目前尚无法克服，如假牙覆盖的基牙容易发生龋齿，由于牙根的存在而使唇、颊部突出从而影响假牙的美观效果。此外，由于制作工艺复杂，患者需要花较多的时间和费用。因此，一个人是否适合做覆盖义齿，应由医生根据具体情况和需要做出决定。

什么是精密附着体？

精密附着体强调的是精度，它是采用特殊的合金在极高的公差之下通过机械加工而成，规定的公差通常在0.01mm之内。由于合金的硬度可以选择，所以精密附着体的耐磨性很强。精密附着体的各个部件均采用标准尺寸，所以部件之间可以通用，一旦发生破坏，维修起来十分方便。精密附着体由两个部分组成，一部分设计在基牙上，与瓷冠相连，另一部分固定在活动义齿上，两者之间依靠特殊的连接方式使活动义齿连接到烤瓷冠上，修复后义齿固位良好，体积小，美观，效果好。

精密附着体的种类从材料上可分为贵金属、金合金、铂金合金。非贵金属包括纯钛金属、钛金属、铬镍金属。从固位力调节上可分为可调式和不可调式两种。从结构上可分为栓道式、锁式、按扣式。精密附着体的优点是能很好地恢复形态和功能，尽可能保存了牙体组织，固位力好，坚固耐用，起到了良好的美学效果。

半精密附着体通常采用预成的塑料、蜡型直接铸造而成，绝大多数半精密附着体都有预成件，因此，它的价格比精密附着体便宜得多。影响半精密附着体的精度因素有包埋材料粉与液体之比、焙烧的温度、金属的热胀冷缩系数等。半精密附着体的主要优点在于价格便宜，易于加工制作，能采用普通合金铸造。

何谓烤瓷牙？

烤瓷牙主要指金属烤瓷全冠，是一种较理想的修复体。它是先用合金制成金属基底，再在其表面覆盖与天然牙相似的低熔瓷粉，在真空高温烧瓷炉中烧结熔附而成，因而烤瓷熔附金属全冠兼有金属全冠的强度和烤瓷全冠的美观。其特点是能恢复牙体的形态功能，抗折力强且颜色、外观逼真，表面光滑，耐磨性强，不会变形，色泽稳定，耐酸碱，属终身性修复体。

烤瓷牙是近20年崛起的一项牙科修复技术，由于它美观耐用、咀嚼效率高而被大家普遍接受，那么，哪种状况下可以或者最好采用烤瓷牙呢？概括起来有5点：①对美观要求较高的全冠修复患者。②变色牙（如四环素牙、氟斑牙）、错位牙、死髓牙、畸形牙的美容修复。③牙髓治疗后，残根残冠需要修复和保护的。④牙体缺损或固定义齿的固位体。⑤牙周病矫形治疗之固定夹板。

烤瓷牙首先是人工制造产品，和电视机等消费品一样，具有一定的使用寿命。没有一个牙医可以确切地说烤瓷牙一定能使用多少年。国外教科书说金属烤瓷冠一般寿命是6~7年，贵金属烤瓷冠国外的10年成功率在95%左右，但是仅仅是个统计数字，对患者来说，成功率只有0%和100%，统计数字实际上没有什么太大意义，与其求证这些东西，不如找一个放心的、技术过关的牙医。

烤瓷牙有哪些种类？

烤瓷分为金属和无金属烤瓷。金属烤瓷是指先制作金属内冠，以此为支架，在其表面用与自然牙色相似的瓷粉恢复牙外形后，在真空烤瓷炉内烤制，使瓷与金属合金熔合形成烤瓷牙冠。金属烤瓷牙的金属冠强度高，是烤瓷的骨架，瓷具有自然牙的颜色和质地。用瓷覆盖金属表面，可以弥补金属颜色的缺陷，充分体现自然牙的色泽和形态，且瓷与牙龈有较好的生物相容性，不引起牙龈炎。

金属烤瓷分为贵金属和非贵金属烤瓷两种。贵金属烤瓷的金属内冠一般是含有金、钯等贵重金属。其有两大优点：一是颜色，尤其是瓷牙与牙龈接触的地方很漂亮，不出现发青、发灰；二是瓷与金属的结合非常好，很少有崩瓷的情况发生。但其缺点是成本较高，现在，欧美等国家主要应用此技术。

非贵金属烤瓷一般是在镍铬合金上烤瓷。其优点是成本较低，缺点是边缘密合度稍差，与牙龈接触的地方易出现一条发青、发灰的线，略影响美观，偶尔有崩瓷现象发生，目前，我国主要应用非贵金属烤瓷技术。

无金属烤瓷是指烤瓷牙无金属内冠，属全瓷牙，主要出现在20世纪80年代后期，1996年又研制成功超瓷复合纤维桥技术。由于受瓷强度影响，现主要用于制作单个瓷冠或前牙贴面修复来改善美观，如四环素牙、死髓牙等变色牙的美容。不久的将来，全瓷修复将逐步代替金属烤瓷。

什么是CAD/CAM修复嵌体?

计算机辅助设计和制作简称为CAD/CAM, 牙科CAD/CAM系统由三部分组成: ①计算机视觉或触觉部分, 用于获得口腔及颌面缺损的数据。②CAD部分(含有专家系统的CAD/LAM软件), 用于修复体的设计。③数控微型精密铣床或激光分层固化器, 用于倍复体的制作。

牙科CAD/CAM是牙科与计算机辅助设计与辅助制作方面的远程合作, 即医师将预备合适的基牙直接或在模型上间接以光学扫描的方式获取的资料输入计算机后, 经互联网传输到计算机辅助设计及辅助制作加工中心, 加工中心对获取的信息资料分析后反馈到医师处, 医师确认后即可将确定的数据资料传输给计算机辅助制作中心, 制作中心即可由此完成修复体的制作。这个过程仅需1小时左右。

CAD/CAM修复嵌体不仅可在同一地区, 而且也可在不同的地区、不同的国家完成制作, 使患者无论在什么地方, 均可获得一个理想的修复体。

什么是即刻义齿?

通常情况下, 拔牙后需要2~3个月才能镶牙, 这期间往往会因缺牙带来许多不便。即刻义齿可以解决这一难题。

它通过拔牙前取模型, 在模型上去掉要拔除的牙齿, 然后制作假牙。

即刻义齿完成后, 再行外科手术拔除牙齿, 拔牙后立即戴上假牙, 不影响美观, 也不妨碍进行正常的工作和社交活动, 即刻义齿只是一种过渡性假牙, 当伤口完全愈合后, 应更换成永久性假牙。

另外, 即刻义齿还有压迫止血、保护伤口的作用, 并减少对发音的影响。即刻义齿传递的功能性刺激还可延缓牙槽骨的吸收。即刻义齿戴入后应24小时内不要摘下, 以免影响血块形成, 而且拔牙后往往会出现伤口肿胀, 一旦取下义齿, 再戴入时比较困难。若强行戴入, 可能会刺激伤口,引起疼痛。

如果方便的话可短期服用止痛药，用冷毛巾湿敷面部，同时还应注意吃一些较软的食物，以免碰伤伤口。

什么是个性修复？

不同民族虽对牙齿形态和颜色有不同的偏爱，但通过义齿再获青春和天然的微笑却是普遍的要求。某个人牙齿可能不美，但属于患者记忆中的健康及个性特征。

患者要求在义齿上表现个性，既可还其生理学外表以真实，又可更好地适应社会环境的需求。例如：一位供职外贸的专家，要求医生制作2副全口义齿，1副排牙很整齐，以满足出国工作需要，另1副是恢复原天然牙特点的个性义齿，留作回国后戴用。还有人要求在整齐全口义齿的某前牙上制作金属开面冠，给人以"只有这颗是假牙，其余都是真牙"的错觉。由此可见，个性修复中蕴含着一种跨文化的心理学现象。

个性义齿在我国刚刚起步，推广尚需一个过程。由于长期受典型排牙的影响，许多患者不知道人工牙还可以表现个性和恢复自我，当了解个性义齿的内涵，或受戴个性义齿者的启发后，会主动提出或在医生引导下接受个性排牙。这类患者一般学历和知识修养都较高。我们曾对制作个性义齿患者的职业做过统计，80%以上是知识分子和干部，说明无牙颌者的审美心理与文化背景密切相关。

我院将患者对个性义齿的认识归纳为3种心态：①原有天然牙较整齐者，多数要求按常规法对称排牙。②原有天然牙有畸形者，其中一部分人仍然希望排成整齐的牙列，以借助义齿改善容貌，增进美观，尤其是女性。③有畸形的另一部分人，视失牙前的轻度异常为自身的特点，愿意保留原牙列的排列方式，通过对天然牙的回忆，激发对健康和自尊情感的追求。

什么是隐形义齿？

隐形义齿是活动义齿的一种，因其采用弹性树脂卡环位于天然牙龈缘，仿真性好，故得此美誉。弹性树脂是一种新型义齿修复材料，于1995年由美国引进国内，目前尚无确切的学名。其特点是强度高，有适宜的弹性、较好的柔韧性和半透明性，其色泽接近天然牙龈组织，具有良好的仿真效果和很好的隐蔽性。它和义齿软衬用的弹性树脂是化学结构、性能和用途均不相同的两种材料，其与软衬树脂及传统的树脂人工牙均无化学性结合力。

传统聚甲基丙烯酸甲脂（即PMMA树脂）基托和金属制的常规活动义齿与隐形义齿比较而言采用金属固位体，当以前牙为基牙时，易暴露金属，影响美观；基托、连接体及固位体非弹性部分在天然牙倒凹区必须缓冲，留下的空隙易积存食物；常规活动义齿也有其独具的优越性，它可设计为牙支持式和混合支持式，力容易分散，能承受较大𬌗力，因此可用于𬌗力大的后牙区及牙列大部缺损的修复。

从加工工艺上而言，隐形义齿与传统的PMMA树脂有本质的不同，传统的PMMA热凝树脂是经程序化的热处理工艺完成，热引发固化，程序化水浴温度控制在60~100℃之间，而隐形义齿需用注压工艺，需专用的树脂灌注机、专用的弹性树脂（美国ValPlast公司）、树脂电烤炉、专用型盒，287℃注压后自然冷却完成。

隐形义齿理论上适用于各类缺牙，即使是前后牙间隔缺失，余留牙倒凹大，对没有共同就位道的病例仍可用隐形义齿镶复，由于隐形义齿基托具有高弹性，可以扭曲，义齿戴入时用扭曲旋转即可戴入就位，就位后不但固位好，而且封闭也好，不会嵌塞食物。

虽然隐形义齿具有以上优点，但传统的隐形义齿用于后牙区修复时，由于采用单纯的黏膜支持式，正常的咀嚼压力就会加速缺牙区牙槽嵴的吸收，因此目前较多学者主张后牙隐形义齿修复体可作为过渡性修复或半永久性修复。

最后，值得一提的是，在处理磨牙区牙列缺损及牙列大部缺损的病例时，有学者采用弹性树脂与传统PMMA树脂及铸造支架联合设计的方式，分散颌力，达到良好的修复效果。但因三者之间无化学性结合力，且加工工艺不同，设计与制作均复杂，目前开展不多。

常用修复材料有哪些类型和特点？

近年来我国口腔医学事业蓬勃发展，特别是各种新型口腔材料的临床应用更是日新月异，极大地推动了口腔医学的发展。如何选择并使用好各种修复材料是口腔修复成功的保证。

无论是钛材的应用及钛支架义齿的应用，还是从聚甲基丙烯酸甲脂到复合树脂的应用，以及从烤瓷材料的应用到可铸造陶瓷材料、可切割陶瓷的应用，口腔应用材料学的发展对口腔修复质量的提高起到了不可取代的作用。纳米陶瓷的发展特别是纳米材料在口腔修复中的应用，将使材料的生物相容性、强度、韧性、以至重量、耐腐蚀性都极大地改善，有望成为理想的口腔修复材料。金属材料表面氧化膜的生物特性则可增强材料的生物相容性，能获得更多的生物性修复材料，使仿生修复成为可能。常用修复材料的类型和特点见表5-1。

表5-1　常用修复材料的类型和特点

类型	特点
黄金	无论在动物实验条件下，还是细胞学筛选实验乃至最终用于人体，金都显示出无比优良的生物相容性，这与金的化学惰性以及无毒性分不开。此外，金的延伸性极好，至今，许多高级的种植体系统如Branemark种植体中部分配件仍采用金或铂的合金制造
不锈钢	应用最多的316 L不锈钢的硬度低（维氏硬度165），表面易于压痕，极限抗拉（张）强度、屈服强度和疲劳强度均低，易于变形或折断。但它也有再钝化性能优良、腐蚀率低、生物相容性较好和经济便宜等优点
铸造钴铬钼合金	钴基合金的硬度、极限抗拉（张）强度、屈服强度和疲劳强度均高。铸钴合金的耐腐蚀性、疲劳强度亦高。钴基合金的再钝化速度高，腐蚀率低
钛及合金	钛质轻，弹性模量低，对震动的减幅力大，硬度、极限抗拉（张）强度、屈服强度和疲劳强度均高，其抗腐蚀性极限亦高，更主要的是钛的钝化性能极好

老年人镶哪种牙好？

目前口腔修复常用的方法有3种：①固定义齿修复（固定假牙）。②可摘义齿修复（活动假牙、全口假牙等）。③种植义齿修复（种植牙）。这3种方法各有优缺点，缺牙后选择镶什么样的假牙应视具体情况而定。一般来说，如果是少数牙缺失，邻牙健康、稳固，一般选择固定假牙较好。如果缺牙数目较多或邻牙的牙周不健康，选择活动假牙较好，不可强求固定假牙修复。如果全口牙都掉光了，只有用全口假牙了。种植牙技术经过几十年的发展，现在已经很成熟了，不论是单个牙缺失、多个牙缺失，还是全口牙缺失，如果条件适宜，均可采用种植牙来修复。

初戴假牙应注意什么问题？

局部可摘义齿初戴时常有异物感，发音亦受影响，可有咀嚼不便、恶心或呕吐等，但经耐心戴用1~2周后，即可习惯。摘戴义齿应耐心练习，不宜强力摘戴。摘时最好多拉取基托，不推卡环，戴时不要用牙咬就位，以免卡环及义齿折断。初戴义齿时最好不吃硬食，宜先练习吃软食，逐渐适应。初戴义齿后，可能有黏膜压痛现象，如压痛严重，出现黏膜溃破，可暂时取下义齿浸于冷水中，复诊前数小时再戴上义齿，以便能准确地找到痛点，以利修改。初戴义齿，应养成保持义齿清洁的习惯，一般饭后及睡前应取下义齿轻轻刷洗干净，以免食物杂质沉积于义齿上。夜间最好不戴义齿，应取下浸于冷水中，切忌放入沸水或酒精等药液中。义齿如有折裂或折断应及时修理。若长时间不戴用义齿，则口腔内组织会有改变，义齿即不能戴用，患者最好不要自行修改。另外，最好每半年~1年复诊1次。

初戴全口义齿时，除应注意上述方面外，还应特别注意进食问题。口腔条件差、适应能力差而又有不良咬合习惯（如下颌习惯前伸或偏侧咀嚼习惯）的患者，不宜过早戴用义齿咀嚼食物。初戴的前几天，只要求患者练习戴义齿做正中咬和发音，待习惯后，再用义齿咀嚼食物，开始时先吃软的、小的食物，咀嚼动作要慢，用两侧后牙咀嚼食物，不要用前牙咬碎食物。锻炼一段时间后，再逐渐吃一般的食物。

在日常使用中如何清洁假牙？

假牙也会积聚食物碎屑，必须定时清洗。使用假牙者应白天持续佩戴，对增进咀嚼的功能、说话与保持面部形象均有利。在每餐后，清洁取下的义齿和残存齿，用牙刷刷洗假牙的各面，用冷水冲洗干净，漱口后戴上假牙。睡前要取下义齿，可以减少对软组织与骨质的压力。卸下的假牙浸泡在冷水中，以防遗失或损坏。不能自理者由护士协助，操作前洗净双手，帮助患者取下上腭部分假牙，再取下面的假牙，将假牙放在冷水杯中。暂时不用的假牙，可泡于冷水杯中加盖，每日更换1次清水。不可将假牙泡在热水或酒精内，以免假牙变色、变形和老化。如遇假牙松动、脱落、破裂、折断，但未变形时，应将损坏的部件保存好。清洗义齿有专用的牙刷和洗涤剂。假牙清洗得不充分，便成为细菌、真菌的温床，在机体抵抗力低下的老年人中易成为口腔真菌感染的原因。

如何利用修复体进行咬合重建？

咬合重建的修复治疗是对单颌或双颌伴有少数牙缺失时冠桥的修复，是以恢复咬合关系为主要目的的治疗手段。重建目的是改善美观，稳定牙列，以恢复咀嚼功能，因此恢复垂直距离、颌位关系和咬合关系是治疗的中心工作。

治疗过程包括以下3个部分。

（1）垂直距离：确定增高值，病理性——有颞颌关系病症状可增高2~6mm，非病理性——无颞颌关系病症状可增高2~3mm，增高值超过3mm的患者需要平分上下颌的值，先修复单颌时，对颌仍用𬌗垫或临时活动义齿过渡，经数周后再修复上颌或下颌。

（2）恢复正常的关系：比较严重的咬合关系紊乱的患者尽可能采用调节式合架，上颌先修复时应确定矢状曲线和横行曲线，下颌先修复时应确定斯比曲线，再调整牙尖斜度和覆盖关系。

（3）修复设计的要点：形成良好的冠缘形态，确定有良好的共同就位道。总之要考虑到有足够的技工操作空间。冠桥设计尽量分段或采用活动连接方式。

何谓种植牙？

种植牙就是将人工材料制成的种植体一端植入缺牙区的骨内或骨膜下，另一端暴露于口腔，在暴露端制作形态逼真的假牙。成功的种植牙不仅形态逼真，美观，舒适，而且咀嚼功能和真牙一样。由于人工种植牙实现了人类一直向往的"再生长出第三副牙齿"的梦想，所以医学界公认这是迈向21世纪口腔医学最重要的成就之一。

种植体牙的基本治疗方法：先将人工牙根以手术方法植入颌骨。上部的基桩暴露在口内，再在基桩上接上人工牙。这种方法彻底改变了传统假牙的支持和固位方式，使假牙与牙槽骨直接连接在一起，不但大大地提高了假牙的固位力、稳定性，而且将咀嚼功能恢复到接近自然牙的水平。

在各类种植系列中，以瑞典首创的骨融合式种植体最为可靠。该技术经10000余例患者证明安全可靠。第四军医大学口腔医院首先引进该项新技术，经过10多年的研究与实践，并结合中国国情加以改进，研制出配套种植体系列器材，探索出一套技术操作规范，在临床应用后获得非常满意的效果。目前已为来自全国各地的患者制作了各类种植体假牙，受到国内外同行的重视。

种植牙有什么研创发展？

20世纪70年代以来，随着生物医学工程的迅速发展，国际上出现了人工种植技术的热潮。先后有10多种类型人工种植体（即"人工牙根"）问世，其中几个类型在经过深入研究和临床应用后，得到医学界认可。

人工种植牙手术的成败受制于多种因素，其中，能否在3~6个月这一过渡期避免牙齿出现创伤性松动或能承受一定的撞击力而不致松动是非常关键的。为了达到上述目的，近30年来，国内外已发展并通用的种植体已有四代。

第一代种植牙（叶片式）的优点是与骨质接触面较大，但早期稳固性较差，易发生摇摆性松动。

第二代种植牙（分体式）是由凹体与螺头两部分组成，先将凹体用手术埋入骨内，3~6个月后施第二次手术时再旋上螺头。此法可避免种植牙在过渡期出现创伤性松动，缺点是需要2次手术，而且螺旋性固定与第一代种植牙的骨性结合有所不同，时间一长，种植牙可能出现反旋性松动。

第三代种植牙（螺钉式）的根部较长，呈螺纹状，手术时立即把种植体旋入骨质内使其稳固，但受上下颌骨解剖结构特点的限制（上颌骨有上颌窦腔，下颌骨内有下齿槽神经管），这种人工牙的长根对后面牙区不适宜。

根据国内外临床资料报道，种植牙失败多发生在手术后3~6个月，所以研究如何提高种植牙早期的稳固度，使之能承受生活中难以避免的创伤力（咀嚼一般饮食时牙齿和食物的碰撞挤压）就成了种植牙技术进一步发展的突破点。

第四代种植牙就是从上述目的出发，结合各种咀嚼力的方向、大小、骨质结构的性质及各牙区的特点研创出独特的固位结构，用特殊的临床技术种入骨质内。这种种植法具有即种即固的效果，手术后1周即可安装永久性烤瓷牙，而且种植牙的立即稳固度可以承受生活中的基本咀嚼力。第四代人工种植牙适用于上下颌骨任何牙区的失牙修复。该手术基本不受年龄限制，对于全上颌或全下颌缺牙并伴有明显牙槽骨萎缩的患者（用传统的活动托牙是难以恢复咀嚼功能的），对前三代种植牙的某些禁忌证如骨质疏松症（更年期常见并发症）、化脓性牙周炎引起的广泛性牙齿松动、家庭性牙周病的牙齿全面松动等，均用第四代人工种植牙配合全身疾病治疗，可取得较好的效果。

种植牙有哪些优势？

优势一：稳固牢靠。有些朋友经常会遇到这样的情况，全口假牙戴不住，说话、吃东西时很容易脱落。种植牙全固定式种植体固位好，比传统假牙戴得更稳固、牢靠，因此，咀嚼效率较传统假牙有大幅度提高，即患者可尽情地吃，畅快地说，自信地笑。

优势二：舒适美观。种植牙没有传统镶牙方法中的钩或套，因而十分美观，如同长出的新牙，被称为人类的第三副牙齿。同时，种植牙因假牙基托小，甚至无基托，因此非常舒适，无异物感，对发音影响小。此外，种植牙也不会像佩戴笨重的活动假牙般出现牙肉疼痛。

优势三：持久，不伤邻牙。种植牙的长远安全性已在欧美国家获得认可。同时，它不影响健康邻牙，其靠自身牙根独立存在，且无须磨两侧健康牙，也不会造成假牙同健康牙接触面食物嵌塞，从而避免了新的龋坏。

哪些材料可以制作牙种植体？

牙种植体按其材料不同，大体上可分为5种类型，即：①金属与合金材料类，包括金、316L不锈钢（铁铬镍合金）、铸造钴铬合金、钛及合金等。②陶瓷材料类，包括生物惰性陶瓷、生物活性陶瓷、生物降解性陶瓷等。③碳素材料类，包括玻璃碳、低温各向同性碳等。④高分子材料类，包括丙烯酸酯类、聚四氟乙烯类、聚砜等。⑤复合材料类，即以上2种或2种以上材料的复合，如金属表面喷涂陶瓷等。目前牙种植体常用的材料金属类主要是纯钛及钛合金，陶瓷类有生物活性陶瓷以及一些复合材料。

牙种植体按其种植部位的不同分哪几类？

口腔种植体按其种植在人体颌骨不同的组织层次和部位分为4类，即骨膜下种植体、黏膜内种植体、牙内骨内种植体、骨内种植体。

骨膜下种植体：是指位于骨膜下，骑跨在牙槽嵴和骨基表面呈网架状的种植体。该种植体具有较长的应用历史，早在20世纪40年代由Gershkoff和Godberg A（1948年）介绍并发展起来，分为支架型、颗粒型和多孔型。支架型按其形状和植入部位又分为标准型、下颌支延长型、三脚型、前方局限型和下颌分段型。骨膜下种植体最常用的材料有铸造钴铬合金，也可在其表面喷涂氧化铝、陶瓷等。适用于牙槽嵴宽度和高度不够而又难以采用其他骨内种植体来达到功能效果者。主要用于上、下颌全口无牙患者，下颌效果更佳。

黏膜内种植体：又称字母扣种植体。常以钛或钛合金制成，为蘑菇形，其蘑菇顶盖部分植入黏膜内，蘑菇柄状部分暴露在黏膜外，端部倒凹嵌入义齿基托组织面的保持孔内，形成固位作用。黏膜内种植体植入部位应在牙槽嵴的颊侧或腭侧黏膜内，避免植入牙槽嵴的顶部。黏膜内种植体由Dahl G S（1943年）首先提出，在口腔种植技术发展早期，曾被应用于总义齿和游离端义齿的固位。近期效果虽好，但远期效果不佳。

牙内骨内种植体：又称根管内种植体或根管内固定器。该种植体为针型，直径为0.8~1.5mm，长20~30mm，表面光滑或带螺纹，常用钴铬合金、钛合金、钽、钒等材料制成。牙内骨内种植体适用于牙周炎松动牙的固定、外伤性松动牙的固定、牙齿根尖切除术后的固定以及调整根冠比例等。该种植体穿过已进行过根管治疗后的根管，出根尖孔延伸至颌骨内一定深度（10mm以上），相当于增加了牙根的长度，从而改善牙的稳定性。种植体也可以不穿出牙齿根尖，即桩冠式修复。应用牙内骨内种植体可以减少拔牙，保留尽可能多的真牙。其突出的优点是种植体不直接通过口腔黏膜上皮，不与牙龈组织结合，避免了很多诸如污染、种植体与牙龈组织生物学封闭等问题，但应用范围有一定局限性。

骨内种植体：是将种植体植入上下颌骨组织内，以支持义齿，相当于在即将要镶装的牙床下植入人工牙根，是目前临床应用范围、数量最大的一类种植体。该种植体根据外形和类型的不同，需要采取不同的手术方法和手术器械植入。骨内种植体按其形状分为6种类型：叶状种植体、圆柱状种植体、螺旋种植体、锚状种植体、穿下颌骨种植体、升枝支架种植体。

哪些患者能接受种植体手术？

对于只缺失个别牙、缺牙区骨质正常，或多数后牙缺失而活动假牙不能承受咀嚼力时，或全口牙缺失、多次做全口假牙失败的，或者对假牙的基托板敏感、恶心或呕吐者，都可以考虑做种植牙的修复。

种植手术很小，无须住院，手术完全无痛，术后可进食。种植术后3~6个月待种植牙牙根与颌骨形成骨性结合后，即可在种植牙牙根上制作假牙。治疗过程中可以戴用暂时性的假牙。

种植手术的最佳时机是拔牙术后3个月~1年。

但是，不是符合以上条件的所有患者都能做种植牙，以下患者不适宜做种植牙：有全身性疾病如心脏病、糖尿病、高血压、肾病、血液病、代谢障碍等；颌骨有病变的患者；因为牙周病而失牙的患者；颌骨疏松、骨量不足的患者。

具体做与不做，应由医生全面检查、统筹考虑后确定。

种植牙手术前需要做些什么准备？

事先应对缺牙做1副活动假牙，最好戴1个月以上，这样可以在一期手术到二期手术的几个月期间（镶装种植义齿以前）不影响咀嚼和美观。

如行拔牙、牙床手术，应等3个月以后，待骨缺损恢复、X线显示牙槽骨质量及形态满意后再考虑做种植牙。

做种植牙手术时，应保证身体健康。做一般的血常规检查，轻度高血压患者血压应恢复至正常，妇女应避开月经期。

手术前应保持口腔清洁，事先应洁牙并治愈口腔炎症等疾病。

种植手术一般在门诊手术室进行，手术后即可回家休息。也可住院，住院期间生活可自理，一般不需陪伴。

最好带着以前用的假牙及缺牙前的照片供修复医生参考，以便做出的种植假牙在牙齿排列及色泽上更自然、逼真。

种植牙手术前应做哪些全身和口腔检查？

（1）根据病史及检查选择适应证，排除全身及局部禁忌证。对于相对禁忌证，可通过治疗，去除不利因素后再行种植手术。

（2）全身一般检查：血、尿、大便三大常规，乙肝五项，出凝血时间，血压，脉搏，心电图，胸透等。

（3）口腔检查：对患者的口腔检查是种植门诊的基本检查，包括口腔黏膜、牙龈情况，余留牙的稳固情况，余留牙槽嵴形态（高度、厚度及倒凹），颌位关系，口腔卫生。

（4）X线检查。

（5）对原假牙进行检查，主要作为制作种植假牙的参考。

种植牙需要经过哪些修复步骤？

种植牙的治疗过程主要分为两大步骤。

第一步：医生详细咨询患者的病史、健康状况，并做全身和口腔的必要检查，如拍口腔全景X片、测血压、查血常规等等，以了解缺失区的骨质和骨量，以确定是否适合手术，再制订相关的方案。

方案已定，即在专门的无菌室，在局麻下，用特制专用种植机在牙槽骨上制备孔洞，然后将人工材料制作的种植体植入上颌或下颌缺牙部位的牙槽骨内，再将牙骨床内严密缝合。7~10天拆线后，原先戴着的假牙经医生调整后仍可继续佩戴，所以不影响外观与生活。接下来就是进入骨愈合期，等待第二次手术。

种植体植入后，有上颌一般6个月、下颌一般3个月的骨愈合期，若植入时进行了植骨等手术，骨愈合期则相应延长。

第二步：4~6个月后，再在局麻下用特制的手术器械在植入种植体相对应的牙龈上旋切一个小口，暴露种植体上端后，安装愈合基台（即使植入颌骨的种植体穿出牙龈），伤口不用缝合，软组织会在3周内成形。

当软组织袖口成形后，医生会用一永久性基台替换下愈合基台。7~10天后即可修复取模，制作种植桥架与义齿，这个过程一般10天左右，试戴成功后即可使用种植牙了。

种植牙术后有哪些注意事项？

种植牙是指在植入的人工牙根上镶装假牙。在口腔医学领域，人工牙根就是牙种植体，是通过外科手术将其植入人体缺牙部位的颌骨内，愈合后在其上部修复假牙的装置。种植义齿修复后，能全面恢复牙颌缺损患者的咀嚼、语言等功能，其咀嚼效率可达正常人的70%以上。牙种植体技术是义齿修复前外科领域里的一门高科技技术，并逐渐被广大患者所了解和接受。

现在，除了价格昂贵外，大多数人可以说出许多种植牙的优点，这一点令牙科医生很欣慰；但这些优点多是建立在追求一劳永逸基础上的，很少考虑种植牙的保健和维护的常识，这一点又令牙科医生有几分不安。种植假牙修复后，虽然有种植体作为人工牙根的支持，但它毕竟不是自己的真牙，必须很好地护理，以保证种植体终身的使用寿命。为此，有必要对接受种植牙的患者提示如下。

（1）种植牙一般分为2个步骤：第一次植入人工牙根，第二次在已经稳固后的人工牙根上镶上固定义齿。植入人工牙根后，在未拆线前不能戴临时的假牙，待7~10天拆线后，看是否需要修改再决定是否要戴。

（2）在拆线后的3~6个月内，注意保护人工牙根，不能用它用力咀嚼，以免牙根松动，使牙根周围新形成的骨受影响，从而影响种植效果，这是保证种植效果极为重要的问题。

（3）在植入人工牙根后应注意口腔卫生，饭后及时漱口，也可用药液漱口，每天早、晚均应用软毛刷或棉花条清洗种植体基台术区1次。

（4）镶上烤瓷牙后，应逐步增加咀嚼食物的硬度。防止受外力撞击，不宜立刻咀嚼过硬的东西。一旦撞击有伤到牙根的可能，立即到医院检查和处理。

（5）认真执行医嘱，定期回医院复诊。一般1个月、3个月、6个月、12个月时复诊。

（6）在镶上烤瓷牙后，要注意与邻牙之间区域的卫生，以防邻牙发生龋坏。

只要做好以上几点，种植的假牙就能够长期地使用并发挥出它在修复方面的优势，同时患者也能更好地提高生活质量，做到"牙好，胃口好"。

着色和变色牙齿能美白吗？

唇红齿白、明眸皓齿是中国古人对于美女的形象比喻，俗话说："貌美牙为先，齿白七分俏"，逢人见面，牙必外露。最能体现人之风采的牙齿健康标准应是：无齿病，整齐，洁白，口中无异味，能进行正常的咀嚼功能。随着社会文明的不断进步，人们的物质生活和文化生活条件不断改善，牙齿保健意识不断加强，人们已不再满足于牙齿仅能完成咀嚼功能，对于牙齿的美容要求也越来越高。拥有一口洁白、整齐的牙齿会使自己在社会交往中更加自信，从而使成功的机会大大增加。在参加典礼、应聘面试、洽谈业务和各种重要时刻，灿烂的笑容和洁白如玉的牙齿无疑会提升个人的魅力。因此，牙齿美白与生活质量密切相关，牙齿的色泽对于人的容貌美和心理健康有着举足轻重的影响。许多人常会有这些烦恼，如牙色不好、烟斑牙、四环素牙、氟斑牙等，着色牙和变色牙成为人们迫切需要解决的美容问题。近年来，随着现代口腔医学的迅速发展，牙齿美白已成为现代口腔医学的一种新观念、新学科。着色牙和变色牙的治疗和漂白方法多种多样并日趋完善，究竟选择哪种方法才能达到完美的效果，这就要根据牙着色和变色的具体情况而定了。

现代人比古人幸运多了，除牙医相当普遍外，在家里还有各种各样的牙膏可以自己选择使用。牙齿问题大时，也可以到牙医诊所去找牙医来处理。临床上对于变色牙主要的修复方法包括全冠修复、贴面、内漂白、外漂白等。前3种方法对于牙体组织有不同程度的破坏，而外漂白对牙体硬组织无明显损伤，很少造成牙髓不可逆的改变。外漂白从机制上可分为酸蚀漂白和氧化漂白，是目前较为流行的牙齿漂白方式。

寻求简便、经济、无损伤的方法来增进牙齿美白是口腔医学领域专家最紧迫的责任和义务。1937年Armes报告了应用加热和强氧化剂漂白牙齿的方法，自此变色牙和着色牙漂白就有了各种各样的改进方法，漂白治疗同贴面治疗和桩冠治疗相比，其最大特点在于不需磨牙，患者易于接受。

什么是家庭使用的牙齿漂白方法？

1989年Hawyood介绍了一种夜间防护牙列脱色技术，从此引起了变色牙和着色牙漂白技术一场新的变革。该技术主要包括以下特点：其一，使用刺激性较弱的以10%~15%过氧化脲素为主要成分的漂白剂，为患者在家庭使用提供了可能性；其二，为每位患者个别制作牙列套，同时在牙列套与牙齿之间预备一定的间隙，而牙龈缘处牙列套与牙齿十分紧密，这样就使药物在牙列套内而不外溢，同时能与牙齿保持接触，这是该技术的核心所在。2002年佳洁士深层洁白牙贴独特的施药设计，使其使用起来不引人注意，也不再需要托槽施药，能够紧贴于牙唇面，并向其持续提供均匀药量的新型牙齿漂白产品，使牙齿美白走向大众化。这种漂白法对于牙齿轻度变色如轻中度的四环素牙、氟斑牙以及增龄性牙齿变色漂白效果较好。

它的作用原理是通过氧化剂分解产生的新生态氧与牙齿中的有色成分发生反应，从而达到漂白变色的目的。这种方法作用缓和，一般无明显刺激，对牙齿损害小，简单易行，是一种家庭式牙齿漂白方法。随着新兴漂白剂的出现，家庭漂白以其操作简便、使用安全的优点，越来越被人们广泛接受。

家庭使用漂白方法的人数增加与下列因素有关：①对活髓牙漂白可在夜间进行并可达到良好的美观效果。②在牙医指导下使用产品的安全性高，滥用牙增白剂或使用劣质产品则可对牙造成损害。牙齿漂白是牙科美容的重要内容，它的优点是不需磨牙，不改变自身牙的外形，操作相对简便。含有焦磷酸钠和三聚硫酸钠成分的美白牙膏已经临床研究证实具有减少牙面外源性色斑的作用。研究结果证明，试验组在用美白牙膏每天刷牙2次，使用8周后，与使用不含去除色斑成分的含氟牙膏的对照组相比，牙面外源性色斑的大小及程度在临床检查和统计学分析上都有显著降低。在各种牙膏中，牙齿美白系列产品最受欢迎。

冷光漂白牙齿效果如何？

冷光美白属于氧化漂白，其原理是将波长介于480~520nm之间的高强度蓝光，经由12000多根、总长度超过1英里（1.6093km）的光纤传导，再通过2片经30多次镀膜处理的光学镜片，隔绝有害的紫外光与红外线，照射到涂抹在牙齿上的以过氧化氢和直径20nm的二氧化硅等为主体的特殊美白剂上，在短时间内使美白剂透过牙本质小管，与沉积在牙齿表面及深层的色素产生氧化还原作用，使其变为无色的化合物而达到漂白的目的。

对于个别牙齿色素较深的人，或牙齿在经漂白治疗后4~5周内出现颜色反跳现象者，应嘱患者加强应用1个疗程，以提高漂白效果。此外，治疗期间和治疗后避免吸烟，少喝带有色素的饮料，以免影响疗效。

虽然Beyond冷光美白剂中含有脱敏成分，但是临床上有部分患者仍出现较为明显的牙髓刺激症状，临床上主要表现为一过性的牙齿酸痛或者延迟性的牙齿过敏反应。其原因可能是由于冷光美白技术属于诊室内漂白技术，治疗时间较短，需要较强的氧化作用，并使用了冷光来加强渗透和氧化作用，这不可避免地增加了牙髓敏感的几率。采取术前半小时口服止痛药，可在一定程度上缓解患者治疗过程中的不适。

对于中度氟斑牙和四环素牙常伴有釉质缺损，使氧化剂与牙本质直接接触，导致漂白过程中牙本质敏感而使治疗中断，但由于牙髓的损伤属于可逆性损伤，可暂停治疗1~2天，待症状消失后完善治疗。对于严重的氟斑牙和四环素牙不宜采用Beyond冷光美白。

什么是瓷贴面牙齿美白？

传统的牙齿美容方式，如烤瓷牙、全瓷牙，因为对牙齿组织的伤害较大，已逐渐被人们弃用，取而代之的是瓷贴面技术。瓷贴面是微创牙齿美容的一种，因其对牙齿损伤较小，色泽自然美观，经久耐用，和人体亲和性极佳，是非常理想的牙齿美容方式，近些年在欧美非常流行。

瓷贴面是通过将牙齿唇侧正面能看到的那一侧外表面均匀地磨除一层后用牙科专用瓷性材料重塑牙齿外形，以达到美白整形的目的，瓷贴面技术磨牙量相对瓷冠大大减少，一般要少50%以上。对于适合的病例，牙齿磨除量更加减少。

全瓷贴面技术美观程度高，对于适合病例，可以达到以假乱真的效果。全瓷贴面技术对牙髓的可能性伤害小，牙齿预备后患者牙髓敏感程度小。相对于瓷冠，牙髓保留的可能性大大增加。全瓷贴面由于牙齿磨除量小，部分病例无须麻醉，即可无痛预备。对于绝大部分患者，全程痛苦都小于瓷冠。

中度或者重度的牙齿颜色不佳，牙齿基本整齐的，最佳方案是采用瓷贴面美容，其次可以考虑全瓷牙美容，最后再考虑选择烤瓷牙美容。而重度的牙齿颜色不佳，同时还伴有轻度的牙齿不齐，可以考虑全瓷牙或者烤瓷牙一次性解决牙齿不齐和颜色不佳的问题。

因为全瓷贴面较高的成本与技术难度，国内开展这一技术的口腔医生一直不多。欣喜的是，随着技术和材料的不断进步，目前国内越来越多的口腔医生将全瓷贴面作为牙齿美容的首选推荐给患者。

如何去除口臭？

根治牙周袋，改善口腔卫生，治疗龋齿，恢复牙间接触点，全口洁治，拔除不能修复的牙齿，以及矫正其他缺陷，每天早晚坚持刷牙，饭后漱口，以尽可能地减少食物残渣的积聚和腐败，减少唾液停滞，减少蛋白质的分解产物，这样可以治疗大部分口臭。已发现，彻底的口腔清洁能保持无口臭至少2小时。

刷牙不但清除了牙垢和食物碎屑，并且冲淡了口腔内细菌的浓度。牙膏内含有一些水果香或留兰香和薄荷脑等香料使口腔内留有芳香、清凉和舒适的感觉，所以刷牙对暂时减轻口臭是有效果的，尤其对因食物碎屑留在口腔内腐败所产生的口臭，效果更好。事实证明，在刷牙后一般口臭都能显著减少，较轻微的口臭，解除口臭的效果可以维持2~4个小时之久。

咀嚼橡皮糖或吸入薄荷是一种解决口臭的办法。吸入薄荷会增加唾液的流量，因此从某种程度上可促使食物残渣除去，以及减少唾液停滞和腐败。咀嚼橡皮糖，使咀嚼肌、舌、颊运动，并增加唾液的流量，因此，也有助于除去食物残渣，增加口腔的自洁作用。然而，这并没有从根本上消除引起口臭的原因。漱口、芳香牙膏、口腔薄荷喷雾只能暂时遮掩口臭。

用3%过氧化氢（双氧水）溶液10~20ml，加清水200~300ml稀释，漱口用，漱完后再用清水漱口或刷牙。过氧化氢是一种消毒防腐剂，用其漱口，不但可除口臭，还可有消毒灭菌之效果，无副作用。绿色饮料是对抗口臭的最佳方法，这种绿色饮料可以用小麦草、苜蓿芽汁及大麦草汁当作主要材料，每天来1杯绿色饮料效果不错。不要经常使用商品类的漱口剂，因为它们可使口腔黏膜干燥，改变口腔菌群的平衡。

有些人身体健康，也无口腔疾患，但也有口臭。研究发现，在人舌后部细小的指状绒毛中生存有大量的可产生硫化物臭味的细菌，用一般刷牙、漱口的方法无法清除这些细菌，因此，建议在刷牙之后，用牙刷轻轻地刷一刷舌头，对于去除口臭有好处。注意口腔卫生，改变某些生活习惯并认真治疗造成口臭的病根。

用餐完毕后，刷刷牙齿、舌头，同时也使用牙线剔除牙缝里的肉屑、菜渣，清除牙缝的污垢。另外，最好每个月换新牙刷，防止牙刷上细菌的累积。

此外，凡有口臭的患者平时应格外注意劳逸结合，避免过劳；尽量戒烟，要避免酗酒；要少吃刺激性食物；注意大便通畅，防止便秘；平时应养成良好的口腔卫生习惯，勤漱口、刷牙等。这些措施均可预防口臭的发生。

每天吃250mg的维生素C，约为目前市售维生素C 1片的1/4。吃维生素C可帮助恢复健康的牙龈及防止牙龈流血，并且排出口腔中过多的黏膜分泌物及废物（这些物质是导致口臭的因素之一）。

多吃新鲜蔬菜，因为蔬菜中含有大量的纤维素，可以帮助消化，解决便秘的问题；不过生菜最好买没有农药、化肥污染的有机蔬菜，这样才能吃起来安心又有效。

如何治疗磨牙症？

夜磨牙可以造成很多不良后果，主要是引起牙齿、牙周组织、咀嚼肌和颞下颌关节等咀嚼器官的损害。其中，对牙齿引起的损害发生率最高，而且最显著。

治疗磨牙症从解决病因入手，认真检查，根除病因。如果有肠寄生虫的，应给予驱虫治疗，且要彻底；胃肠功能紊乱者应予以调治；白天过度兴奋或紧张者，应设法安定情绪，适当休息，必要时可口服地西泮或镇静药及进行心理治疗，以使咀嚼肌松弛；有咬颌关系不调者，也可通过治疗来解决。

经以上措施处理，如效果仍不佳者，可以采用后牙垫式矫治器矫治。这是目前效果较为肯定的方法，即在上颌或下颌制作后牙塑料垫，睡前戴上，晨起摘下。一般只要戴1~2周，夜磨牙现象即可消失。同时要养成良好的生活习惯。平时睡觉最好以平卧位为好，进食要避免过硬食物，改用双侧牙咀嚼，晚餐勿吃得过饱，睡前不吃零食、不做剧烈运动。对于不明原因引起的夜间磨牙，必要时可在医生的指导下进行治疗。

属于牙齿本身的问题，则需到医院口腔科检查处理。经过治疗，夜间磨牙便会逐渐减轻或消失。

如何进行口腔病灶的治疗？

口腔病灶必须有计划地进行治疗，处理原则是在消除病灶的基础上，尽可能保存病牙。经根管治疗、牙周治疗能达到消除病灶的患牙，应尽量保留，但也不可过于保牙，对无保留价值的患牙，如残根、残冠以及牙周组织严重破坏而无法治疗者应予以拔除。注意寻找和处理牙齿以外的病灶，如腔黏膜、鼻、咽部疾病。对先天性心脏病或风湿性心脏病患者进行手术前后应给予适量抗生素，以防止亚急性细菌性心内膜炎的发生。

积极开展口腔预防和护理工作，以防口腔病灶的发生。在用拔牙或手术疗法消除病灶时，有人报道可出现即刻的白细胞减少，紧接着有白细胞增多，并可能产生暂时性的菌血症，故必须加以预防。一切操作都应尽可能精细。在急性期中（包括牙的急性病变和急性全身疾病如关节炎、心内膜炎、虹膜炎、肾炎等的恶化期）最好不施行手术，待急性炎症被控制后再进行。有病灶感染迹象者，在刮治或拔牙前1天，术后当日及次日应用足量的抗生素注射，其后根据病情酌情选择是否继续应用。拔牙前应消毒牙周，并且1次不要拔除多个牙齿，因这样做引起暂时性菌血症的机会较多。第一次拔1个牙，然后至少休息3~4天，若有全身症状恶化，在第二次拔牙以前休息时间应延长达1周。第一次拔牙后，1次也可拔2~3个感染牙，但任何情况下1次不能拔超过4个牙；若要拔除多个牙，则应该住院并应用足量的抗生素。局部麻醉时，拔牙后菌血症的发生率较全身麻醉低得多，故用局麻较为完全。对患有器质性心脏病的患者，在拔牙前和拔牙后3天内应给予足量的抗生素，以预防亚急性细菌性心内膜炎的发生。

对有病灶感染迹象的患者，保留死髓牙和牙周病牙应该特别注意，如不能彻底治愈，则应拔除，以消灭感染源。消除病灶时还应当和有关专科医生合作，以便确定最合适的拔牙时机以及拔牙数目。要尽力增强患者的抵抗力，衰弱、营养不良的患者应先给予纠正后再拔牙。一切有利于保护患者的护理措施必须采用，以使患者尽快和完全地恢复健康。

预防保健篇

- ◆ 为什么说保护六龄牙特别重要？
- ◆ 如何保护六龄牙？
- ◆ 什么是窝沟封闭？
- ◆ 哪些牙齿应实行预防性封闭？
- ◆ 如何预防"地包天"？
- ◆ ……

为什么说保护六龄牙特别重要？

儿童到了换牙期，乳牙列后面上下左右的空位上会悄悄长出一颗大牙，它就是最早萌出的第一恒磨牙。因为第一恒磨牙多在6岁左右萌出，所以又称为六龄牙。

六龄牙的功能为众牙之首，它牙冠最大，合面最宽，形态复杂，粉碎力强，几乎所有食物的嚼磨都离不开它。六龄牙牙根最多，基础牢固，生长在嚼肌、颞肌和翼内外肌的作用中心，因而咀嚼重任多由它来承担。据测定，上下一对六龄牙平均承受70kg的力量，最大负重130kg，它是全口牙中功能最强的多根牙，是牙列的"中流砥柱"。它那强大的咀嚼功能，能有力地刺激上下颌骨的健康发育。先于其他恒牙的六龄牙一萌出，即为恒牙列的建立奠定了基础。由于它位置恒定，特别是上颌第一恒磨牙对于稳定全口牙齿的正常排列、维持上下牙齿的关系起着非常重要的作用，故人们称它为"定心石"。四颗六龄牙上下咬合，可将牙弓锁结于一个固定的咬合位置，医生常以它为标志检验和判断颌位正确与否。若视整个口腔为一大厅，六龄牙犹如厅中四根支柱，由它撑起大厅的空间，使儿童面部从鼻底到下颏显示应有的长度，由此而长成了成人的脸形。然而，六龄牙最容易被龋蚀，倘若龋蚀而被拔除，不仅给孩子咀嚼食物带来困难，而且会引起相邻牙齿的倾倒移位，造成全口牙咬合紊乱，重者还能影响儿童颌面部的正常发育。

如何保护六龄牙？

为了保护六龄牙，使之健康地伴随儿童终身，家长在孩子6岁左右时就要随时注意六龄牙的萌出情况。但是，六龄牙与第二乳磨牙外形相似，不易区分，常因混淆而延误治疗。辨认时，可掌握以下方法，即从一侧中切牙向旁边数，排在第六位的就是六龄牙，排在第五位的则是第二乳磨牙，就是说六龄牙紧排在第二乳磨牙的后面。当然，也可以根据牙的颜色、大小、磨耗等加以区别。

六龄牙在妊娠末期开始钙化，至出生时仅形成微量的牙釉质，一般要到3岁左右牙釉质才发育完成。因此，应该注意母亲妊娠期的营养及婴幼儿的喂养，尽力减少各种传染病的侵袭，以预防六龄牙的发育不良。

六龄牙在口腔中使用的时间最长久，也比较容易发生龋齿及牙周病。所以，应该定期检查，及时治疗，避免过早地拔除，以免引起其他牙齿的排列紊乱。

什么是窝沟封闭？

当前，我国6~9岁儿童中，大约每2个人中就有1个患龋齿，且发病率呈上升趋势。为此，原卫生部和国家教委1993年决定，在全国实施中小学生窝沟封闭预防龋齿工作。窝沟是指上下磨牙间凹凸间隙，极易发生龋齿。据第四军医大学口腔医学院口腔预防医学教研室调查，我国儿童与青少年中80%~90%的龋齿都是从窝沟开始的。在乳磨牙和恒磨牙咬合面上的窝沟通常比邻面和其他光滑面更早发生龋坏，甚至正处于萌出过程中的年轻恒磨牙，其龈瓣覆盖下的窝沟即已发生龋坏。

目前，预防窝沟龋的方法和措施较多，而最有代表性且较简便、有效的方法就是利用氟化物和窝沟封闭剂防龋。窝沟封闭法是指利用特制的合成高分子树脂材料，单纯地从形态学方面对清洗、酸蚀和干燥后的窝沟进行填塞封闭，并在窝沟表面形成保护性屏障以防止食物和菌斑堆积其中，隔绝口腔环境中的致龋因素，从而达到预防窝沟龋的目的。

哪些牙齿应实行预防性封闭？

一般来说，对刚萌出的后牙（尤其是新长出的第一恒磨牙）窝沟实行预防性封闭，其预防效果最为理想。当然，并非任何年龄、任何牙齿都适合做窝沟封闭。通常，我们选择后牙咬合面上的有患龋倾向的深窝沟，以及初期或怀疑有龋患的窝沟进行预防性封闭。在年龄的选择方面，乳磨牙的封闭以3~4岁为宜，第一恒磨牙（六龄牙）的封闭以6~7岁为宜，双尖牙和第二恒磨牙一般以12~13岁为宜。换言之，前牙、后牙邻面和已有明显龋坏或已经充填过的牙齿，以及成年人的牙齿已不适宜做窝沟封闭。

在封闭窝沟之前，先要对该牙齿的窝沟进行一系列预备处理，即对窝沟进行清洗、酸处理、彻底冲洗和干燥预备，然后再将窝沟封闭剂导入并塞满窝沟内部，待封闭剂固化以后，再检查边缘。整个操作过程无须破坏正常牙体组织，更无任何痛感。一般情况下，封闭剂在牙齿的窝沟内能保持5年左右的时间，能有效地帮助少儿平安渡过龋病易感期（即发病的高峰年龄阶段）。5年后，经过窝沟封闭的牙齿不断矿化，其窝沟也逐渐融合在一起而最终使窝沟消失。

需要注意的是，经过封闭的牙齿应避免咬过硬和过黏的食物。如果不坚持正确刷牙习惯，任何有效的预防措施将失去其应有的预防效果。

据第四军医大学口腔医院调查，窝沟封闭2年的保有率为94%，实行窝沟封闭后，每年至少有50%的初期龋齿能得到控制。

如何预防"地包天"？

儿童牙颌畸形的临床表现多种多样，最常见的是前牙反颌，俗称"地包天"。

喂养方法不当是造成"地包天"的主要原因。当进行人工哺乳时，奶瓶底翘得过高，过分压迫小儿的上颌骨，时间久了就会影响小儿的上颌发育，造成前牙反颌。为了不让孩子哭闹，给孩子吸吮空奶头，久而久之，也会造成下颌过分前伸，形成"地包天"。有的小儿养成舔牙、吐舌、吮手指、啃指甲等不良习惯，也是影响牙颌关系的原因。

"地包天"不利于前牙切断食物，还影响语言功能，会造成牙齿拥挤重叠，不易除去存留在口腔内的食物残渣，常常发生龋齿、牙周病，影响口腔功能。

预防"地包天"需要从父母做起，应特别注意婴幼儿的喂养方法。当采用人工哺乳时，要使小儿取半躺半卧位，奶瓶的角度不能过高或过低，不要让小儿吮吸空奶头和手指；对有吮吸手指等不良习惯的小儿，可在他喜欢吮吸部位涂以不损伤软组织的奎宁、黄连等苦性药物，以矫正孩子的吮吸习惯。

为什么要刷牙？

口腔内和身体各种组织器官一样都积聚着各种各样的微生物，其中，牙菌斑是牢固地黏附在牙齿表面、以黏性基质为基础的无色细菌性薄膜，是导致龋齿（蛀牙）和许多牙龈疾病的罪魁祸首。牙菌斑中的细菌会和我们的食物发生反应产生酸性物质，从而损害牙齿的牙釉质，导致蛀牙形成，并且牙菌斑所产生的毒素及其他有害物质也会直接刺激牙龈，牙龈发炎不加控制最后可导致牙齿松动甚至脱落。

菌斑被清除几小时后又会很快出现，如果不刷牙，食物碎屑等长期积存在牙齿上，慢慢就会形成厚厚的、粗糙的、可见的软垢，时间长之后与唾液中的矿物质结合，钙化变硬形成牙石，牙石表面易粘着菌斑，且又不容易清除，从而引起牙龈发炎。因此，我们每天要有效地通过刷牙来清除牙菌斑，才能有效地控制龋病和牙周疾病，维护口腔健康。

我们该如何选择牙刷呢？

保健牙刷的要求是牙刷头宽窄合适，以适应扭转、分区洗刷的实际需要，牙刷柄扁平而直，使之具有足够的刷去污物和按摩牙龈的力量；每组牙刷毛的长度相等，以适应三面洗刷的需要；各组毛的间隔距离适当，易于保持牙刷本身的清洁；每组成柱状，防止刺伤或擦伤牙龈。

从牙刷毛的材料上看，有天然猪鬃和尼龙丝毛两种。天然毛鬃牙刷其清洁效果及吸附牙膏较好，但干得很慢，尼龙丝毛牙刷则对牙齿的清洁作用及按摩作用均佳，弹性好且耐磨，所以尼龙牙刷的应用更加广泛。

从牙刷毛的质地上来说，有硬毛牙刷与软毛牙刷。硬毛牙刷对牙齿的清洁效果较好，但对牙齿的磨损作用和牙齿的损伤也较大；软毛牙刷能进入龈缘以下及邻面间隙去菌斑，但对较厚的菌斑则不能完全去除。

在选择牙刷时，我们应熟悉自己的口腔牙齿的排列情况，选择大小、形状、刷毛软硬适度的牙刷，一般来说，选择刷毛软硬度中等、刷头较小的牙刷即可。

什么是功效牙膏？

功效牙膏指添加了功效成分，除具有牙膏的基本功能之外兼有辅助预防或减轻某些口腔问题、促进口腔健康的牙膏。要选择牙膏首先要知道牙膏并不是健康牙齿的法宝，它只是刷牙的辅助用品，具有摩擦作用和去除菌斑、清洁抛光牙面、使口腔清爽的作用。目前我国使用的牙膏分为普通牙膏和功效牙膏两大类。普通牙膏的主要成分包括摩擦剂、洁净剂、润湿剂、防腐剂、芳香剂，具有一般牙膏共有的作用，如果牙齿健康情况较好，选择普通牙膏即可。

功效牙膏则是在普通牙膏的基础上加一定功效成分，刷牙时牙膏到达牙齿表面或牙齿周围环境中，通过功效成分的作用，减少牙菌斑，从而起到防龋病和牙周病的作用。目前，功效牙膏极受人们的青睐，但是功效牙膏也有其不利方面。首先，牙膏在口内不能保持太长时间，即被漱出，使功效成分难以在短时间内发挥效果，而且专用功效成分剂量还必须避免刺激口内软组织，因而不能提高到足够的有效浓度，牙膏本身的作用常被口内污物所阻或受形态特征限制，因而难以达到真正发病的区域。其次，牙膏中的药物成分，常因放置时间久而发生其他化学变化，失去原有的功效，有效成分又常因带有异味而不宜于放入牙膏中，此外还有成分耐药性的问题。这些因素都表明功效牙膏不宜长期使用一种，功效牙膏是一种良好的设想，但要真正达到预防口腔疾病的效果还有待于做一些深入研究。

目前含氟牙膏和抗牙本质敏感牙膏的功效较为可靠。因此，面对众多的牙膏品种，首先要了解各种牙膏的性能，不盲目轻信产品说明，最好找口腔专业医生咨询，以根据自己口腔的实际情况选择合适的牙膏。

为什么要提倡使用含氟牙膏？

随着科技的发展，人们发现了氟化物可以预防龋齿，并且多年实践证明，氟化物与牙齿接触后，使牙齿组织中易被酸溶解的氢氧磷灰石形成不易溶的氟磷灰石，从而提高了牙齿的抗腐蚀能力。有研究证明，常用这种牙膏，龋齿发病率降低40%左右。氟化物有氟化钠、氟化钾、氟化亚锡及单氟磷酸钠。含氟牙膏是世界牙医学会公认的最有效的防蛀产品，对抑制龋齿形成发挥重要作用，因此市面上的牙膏往往都含氟，即使儿童牙膏也不例外，但用量均在安全范围之内，家长不必担心。对于含氟牙膏，考虑最多的风险就是剂量问题，而且主要争议在低年龄组。目前市面上的含氟牙膏都是通过国家检测机构检测的。国家对含氟牙膏的用量标准是成人牙膏含氟量须在0.05%至0.15%之间，儿童牙膏含氟量须在0.05%至0.11%之间。具体的氟含量都会在牙膏包装上标注，只要不大量吞咽就不会存在过量使用的情况。由于成人牙膏的含氟量比儿童牙膏高，而儿童刷牙时往往容易吞服牙膏残液，因此家长应为学龄前的儿童选购含氟量较低的儿童牙膏。同时，儿童刷牙时，家长应在旁留心照料，注意牙膏的用量，避免儿童误服牙膏残液，6岁以下的孩子，一般每次用量大概为一颗豌豆大小。即便在高氟地区，含氟牙膏也一样可以正常使用。饮水中氟含量达到1ppm以上被称为高氟区，居民从饮水中摄入的氟含量远远高于从牙膏摄入的量。

使用含氟牙膏刷牙是一个安全有效、目前最应该推广的防龋措施。2016年中华口腔医学会号召所有口腔医生一起来推广含氟牙膏的使用。中华口腔医学会对含氟牙膏的态度是支持使用含氟牙膏预防龋齿，无论在低氟区、适氟区还是高氟区，使用含氟牙膏都是安全的。

什么是正确刷牙方法？

刷牙是保持口腔清洁的主要方法，它能消除口腔内软白污物、食物碎片和部分牙面菌斑，而且有按摩牙龈作用，从而减少口腔环境中致病因素，增强组织的抗病能力，刷牙对于预防各种口腔疾病，特别是对于预防和治疗牙周病和龋病等具有重要的作用。刷牙方法与牙刷的品种有非常密切的关系。

水平颤动拂刷法是一种能有效清除龈沟内牙菌斑的刷牙方法，拂刷就是轻轻地擦过。掌握这种刷牙方法，能够帮助清除各个牙面的牙菌斑，同时能有效地去除牙颈部及龈沟内的牙菌斑。水平颤动法又称改良Bass刷牙法，Bass法是由Bass教授发明的一种目前公认的有较好刷牙效果的方法，此法适用人群较为广泛，也是专业人员推荐较多的一种方法。经我国学者增加上下拂刷运动，将Bass刷牙法改良成为水平颤动拂刷法。

水平颤动拂刷法具体操作要领可分为以下四步。

第一步：先刷牙齿外表面，手持牙刷刷柄，先将刷头放置于口腔内一侧的后牙牙颈部，牙刷的刷毛与牙齿表面成45°，斜放并轻压在牙齿和牙龈的交界处，刷毛指向牙根方向（上颌牙向上，下颌牙向下），轻微加压，使刷毛部分进入牙龈沟内，部分置于牙龈上；以2~3颗牙为一组开始刷牙，用短距离水平颤动的往返动作在同一个部位至少刷10次，然后将牙刷向牙冠方向转动，继续上下拂刷牙齿的唇（颊）舌（腭）面；注意轻刷牙龈，适当按摩可促进其血液循环。

第二步：刷牙齿咬合面，刷咬合面时，平握牙刷，刷毛指向咬合面，力度适中做前后短距离来回刷。

第三步：刷牙齿内侧面，刷上前牙舌面时，将刷头竖放在牙面上，使前部刷毛接触龈缘，自上而下拂刷。刷下前牙舌面时，自下而上拂刷。

第四步：轻刷舌表面，由内向外轻轻去除食物残渣及细菌，使保持口气清新。

这种刷牙方法对操作手法要求不高，刷牙时应特别要注意邻面和最后磨牙的远中面，以及磨牙的咬合面，而且力量不可过大，防止损伤牙龈，也切忌大幅度水平拉锯式横刷，以免造成牙齿表面的楔状缺损。

旋转式刷牙法适用于儿童初学刷牙，其方法是从牙龈往牙冠方向旋转刷。刷前牙唇面、后牙颊面和后牙舌腭面时，牙刷毛束的尖端朝向牙龈，即上牙朝上，下牙朝下。牙刷毛与牙面呈45°。第二步，将牙刷朝冠向做小环形旋转运动。第三步，顺牙缝刷洗，即可将各个牙面刷干净。刷前牙舌腭面时，牙刷毛束尖直接放在牙齿的舌腭面，上牙向下拉，下牙向上提，刷后牙咬合面时将牙毛放在咬颌面上，前后来回刷。

刷牙的方法种类很多，有些方法既合理又方便，值得介绍与推广，每一种方法有它一定的特点，也仅适用于不同年龄和不同个体情况，没有一种刷牙法能适合于所有的人。人群中习惯采用的横刷法弊病较多，但如予以改进，也可变成一种较好的刷牙方法。任何一种好的刷牙法应当简单易学，清洁牙齿效果好，不损伤牙体和牙周组织。

牙刷有哪些握法？

常用的牙刷握法有握笔式和握手式。测试表明，握笔式时，刷牙的压力曲线较握手式所出现的振动波形密，振动次数多，因握笔式刷牙握持刷柄轻松，容易进行颤抖的动作，与牙面接触的频率高，能增强清洁的效果。

用握手式持牙刷刷牙，容易出现大的横刷动作，造成牙体与牙龈损伤，尤其是尖牙唇侧的区域，因这个部位牙体突出，牙龈组织较薄，不正确的刷牙往往导致牙体磨损和牙龈萎缩、损害。一般应提倡用握笔式牙刷握法。

刷牙应注意哪些问题？

实际上，人们能否良好地掌握刷牙方法，很大程度上取决于双手的灵活性。虽然每个人刷牙的手势有巧拙之分，但只要给予充分诱导，一般人都能有效地使用牙刷清洁口腔。儿童的动作比较迟缓，且缺乏耐性，不能应付复杂的刷牙技巧，应教他们使用比较简单的刷牙方法。至于伤残人士，可能需要采用刷柄设计经过修改的牙刷，方便抓握，或使用电动牙刷。

刷牙技术要点：①辨认菌斑的附着部位：这是取得刷牙效果非常重要的环节。菌斑显示则是辨认菌斑的可靠方法。②刷毛紧贴牙面：口腔的解剖结构复杂，凹凸不平的区域较多，尤其是牙齿的邻接面和最后部磨牙的远中面，是最易堆积菌斑的部位。对其磨牙远中邻面刷洗时，从一个方向或从不同的方向、角度，尽量把刷毛伸进并与牙面紧贴，才可能刷干净。③牙刷头的动作：口腔结构较复杂，仅用一种刷牙方法、一个刷牙动作是难以去净口内菌斑的。人们刷牙时，牙刷头的基本动作有纵向、横向、旋转和颤动4种，以完成刷牙过程。

刷牙的技巧固然很重要，但是刷牙次序的重要性也不可小觑。应该按照从上到下、从里到外的顺序将牙齿的每一个面都拂刷到，每一个间隙尽量清理干净，不能遗漏。

上述各种刷牙方法，在熟练的基础上也可以综合起来，例如先做水平颤动法，然后要做几下垂直颤动法，择其优点，保持口腔卫生。

正畸时如何清洁牙齿？

固定矫治器（牙套）是将矫治器具粘固于牙面上的一种方法。由于矫治器的形状和安装方式通常不利于牙齿的清洁，易造成食物残渣的堆积，引发龋齿和牙龈炎，食物残渣发酵还会导致口臭，引起色素沉着，影响美观，因此，矫治患者应了解在接受正畸期间如何清洁矫治器。

清洁的方法通常有3种：第一，患者应该在医生的指导下，应用正畸牙刷，掌握正确的刷牙方法，并养成每次饭后立即刷牙的好习惯。第二，在每次复诊时，医生应仔细检查患者的口腔卫生情况，拆除弓丝，彻底清洗牙面和矫治器附件，必要时还要进行口腔洁治。当发现患者已经患有牙龈炎时，应该立即冲洗上药。第三，临床上还可以使用一些含氟制剂对牙齿表面进行涂布，增强牙齿的抗龋能力。患者也可以经常使用一些含漱剂，以保持口腔清洁，防止感染。

此外，使用活动矫治器的患者还应该经常摘下矫治器进行清洁，可用牙刷刷洗矫治器，并彻底清洁口腔，然后再按照医生的要求重新戴上矫治器。

怎样检查自己的刷牙效果？

从预防角度看，去除牙菌斑是口腔卫生的重点。因为牙菌斑是龋病和牙周疾病两者的共同因素之一，如果清除了牙菌斑，也就解决了龋病和牙周疾病的预防问题，同时也使牙结石失去了赖以形成的基础。检查刷牙效果的标准，就是看牙菌斑是否已经完全清除净。在牙面附着的牙菌斑较薄，颜色与牙齿相似，肉眼一般不易看见牙菌斑，常用牙菌斑显示剂进行染色，表示牙菌斑存在的部位和数量。这样既可用来作为评价个人口腔卫生的客观质量，也可用来指导个人进行重点清洁。菌斑染色剂分片剂和溶液两种。片剂的应用，先将药片放入口内，嚼碎并与唾液充分混匀，用舌头涂布于牙面，然后用清水漱口即可显示出有色的牙菌斑；若用2%藻红液染色，先用棉球将藻红液涂在牙面上，或者直接滴少量藻红液于口腔内，或稀释含漱染色，也可取得同样的效果。一般情况下，染色后，自己可用镜子对照口腔检查，凡是有染色的牙面，就说明这些染色牙齿还没有刷干净，需重新再刷。当后牙的颊侧通过镜子看不清时，可请别人帮助检查，指出自己还有哪些部位没有刷干净。这样，经过多次反复检查，自己也可总结经验，摸出规律，哪些部位经常不易刷干净，就可指导自己今后加强某些部位的刷牙。最近还有一种新型溶液显示剂，经涂擦、漱口后，能辨别出是初期牙菌斑或是成熟的牙菌斑，前者显红色，后者则显蓝色。

牙间刷怎样选择？

很多蛀牙都是从牙缝开始的，然而牙刷只能清洁牙齿的内侧、外侧及咬合面，无论牙缝多大，牙刷都不能完全清理干净牙缝中的牙菌斑。所以每日刷牙的工具，除了牙刷之外，还需要牙线或是牙间刷。牙缝小的人使用牙线，牙缝大的人使用牙间刷。

牙间刷的粗细为0.07~0.15cm，选择的标准是能够轻易放进去牙缝的最大尺寸。值得提醒的是，使用牙间刷不能硬塞，否则会伤害到牙龈。

选用在金属刷毛之外还上一层塑胶的牙间刷比较安全。

牙线一般是用于牙缝比较小的情况。针对齿缝较宽，装戴牙齿矫正器、牙桥或根管治疗的使用者，牙间刷更能有效帮助清洁牙齿。牙间刷是一种很小的小牙刷，刷头是用细的尼龙丝加上不锈钢丝卷绕而成，刷头一般会有几种不一样大小的尺寸，用以适应不一样的齿间距或用途。

有必要使用电动牙刷吗？

一般人正确使用手动牙刷、牙线或牙间刷，就可以做好日常的牙齿清洁，并不需要电动牙刷。

但是有些人就是学不会正确的刷牙方法，针对这些人以及手腕关节不灵活的人群，例如老人、小孩、肢体残障者，牙医则建议使用电动牙刷。

针对清除牙菌斑的效率而言，电动牙刷确实能够在较短的时间内达到相同的要求。

早期的电动牙刷像在磨地板一样地转圈圈，容易磨耗牙齿。后来发现左右各旋转70°的效果比较好，现在最新型的3D电动牙刷，除了左右之外再加上往前推的震动，解决了以往接触时间不够、效果不好的问题。

现在的电动牙刷市场，又出现了宣称可以激起流体动力学、清洁较深入部位的音波震动牙刷。研究结果指出，音波牙刷清除牙菌斑的效果显著优于手动牙刷。针对人工种植牙的患者，使用音波牙刷与3D电动牙刷的临床实验结果发现，音波牙刷确实比较有效。但是在国外的数篇研究报告中，3D电动牙刷与音波牙刷的比较结果则是各有胜负。

如何选择电动牙刷？

要买就买比较好的电动牙刷，低等级的电动牙刷宁愿不要。应选择知名品牌的产品，因为他们有专门研发的团队，针对产品的缺点会不断地改进，而且品质管理也较严格。

不建议购买电池式的电动牙刷，因为它为了迎合低价的市场，势必降低制造的成本，品质较差；电池的电流不稳定，可能影响清洁效果；且为了装电池，握把较粗不好握。至于要选择一般的电动牙刷或是音波震动牙刷，则是看个人的喜好及预算。双向动力刷头：较小刷头能围绕牙龈深入清洁牙缝，较大刷头能彻底去除牙菌斑并抛光牙面。流线刷颈：轻松深入难刷部位，全面去除牙菌斑。可置换刷头：牙医建议至少每3个月或刷毛翻毛时更换刷头。

值得注意的是，无论哪种电动牙刷都无法完全清洁到牙缝。手腕活动有障碍的人群，需要家人或护理者协助使用牙线或牙间刷。无论选择手动牙刷或电动牙刷，都要带着牙刷请牙医教正确的使用方法，否则方法不对，再好的工具也没用。

如何使用牙签？

即使你认真刷牙，也总有30%~40%的牙面刷不到，包括相邻牙间隙的牙面，或排列不齐之牙齿的重叠面。如使用牙线和牙签，就可以弥补刷牙的不足。

牙签对上年纪的人很适用，像牙床萎缩、牙根暴露多、牙周手术后牙间隙增大、后牙根分叉暴露等，都可用牙签剔出嵌塞的食物。年轻健康的人如果牙周、牙床未萎缩，牙间隙不大，最好不要使用牙签，以防止牙间隙变大，也就是人们常说的"牙越剔越稀"。牙签应选用清洁、不易折断、光滑、无毛刺、横断面呈扁圆形和三角楔形的，用时将尖端沿侧牙面伸入牙间隙内（不要接触并刺伤牙龈），轻轻将嵌塞物剔出，或用拉锯式动作将食物剔出，然后漱口，并将用过的牙签丢弃。

如何使用牙线？

牙线对我国的多数人来讲还很陌生，而在不少国家它早已被应用了。牙线能起到清洁牙邻面、剔出嵌塞食物的作用，多用尼龙线、丝线、涤纶线或上蜡的棉线制成，一般采用30~75支结实而光滑的线。线的纤维松散，不捻搓在一起，以便使用时纤维可扁平状排列开，容易通过牙间隙接触紧密的区域。

使用牙线最好每日1次，特别是晚饭后，用时将牙线结成环形，或将线两端绕在两个中指上，两指间剩余10cm左右，用两拇指将线压入牙间隙，然后紧贴一侧牙面轻轻抽出，这时可以看到牙线上进入牙间隙的位置有一些黏性污物，再换牙线的另一位置放入同一牙间隙，紧贴另一侧牙面做相同的动作。如果出现食物嵌塞，在该牙缝中利用牙线反复四五次，直到牙面清洁或清除嵌塞物为止。

牙线对牙龈损伤小，较安全，但使用时用力要轻柔，可以压入龈沟底清洁龈沟区，但不能压入沟底以下的组织，以防出现牙龈出血、疼痛等症状。

牙线的种类及特色如下。

（1）捆型：牙医建议每日使用1次，刮除全口牙缝的牙菌斑。

（2）不含蜡：清洁效果较好，可以听到"吱嘎"声，表示已经刮干净了。

（3）含蜡：建议初学者使用，容易进入牙缝，但是不会听到"吱嘎"声，除非先把蜡刮掉。

（4）棒型：清除牙菌斑的效果不如捆型，可用在餐后清除食物残渣。

（5）电动牙线组：牙医试用后表示效果并不好。

如何使用冲牙器？

电动冲牙器是比较新的一种口腔清洁器具，在欧洲和美国，冲牙器是不少家庭必备的卫生用品。现在，冲牙器也进入了中国，很多人已经逐渐喜欢上了这种既舒服又管用的牙保健小电器。对于暴露的牙间隙，冲牙器的清洁效果是相当不错的。冲牙器通过泵体对水加压，可以产生每分钟1200次的超细高压脉冲水柱，设计精巧的喷嘴可以使这种高压脉冲水柱毫无障碍地冲刷到口腔任何部位，包括牙刷、牙线、牙签不大容易够到的牙缝和牙龈深处。在用餐后只要冲洗1~3分钟，就可以把牙缝里的食物残渣冲干净。冲牙器的高压脉冲水流产生的冲击是一种柔性的刺激，这样的水流不但不会弄伤口腔或脸上的任何部位，还有按摩牙龈的作用，感觉很舒服。要使冲牙器充分发挥护牙作用，最好是每次吃完饭后都能拿它冲一遍牙齿，养成另一种"漱口"习惯。一般来说，冲牙器使用清水就行，也可以加入漱口液或者镇痛消炎药，有针对性地强化一些效果。中老年人牙缝较大，用冲牙器更容易清除牙缝中的食物残渣。冲牙器与牙签相比，最大的优势在于它无论怎么用也不会伤及牙齿表面或者牙周。冲牙器、牙签与牙线互为补充。

漱口水有什么作用？

通过漱口水对口腔常见病进行辅助性治疗已有1个多世纪的历史。一种名为Listerine的含有麝香草酚、薄荷醇、桉油醇和水杨酸甲酯等有效成分，对抑制牙菌斑和牙龈炎都有显著作用的漱口水，已经使用了120多年。临床试验表明，Listerine可减少牙菌斑聚集，也可减轻牙龈炎，减低率达34%。另一个名为Peridex的漱口水，含有0.12%氯己定（洗必泰）。氯己定是目前为止被证明最有效的抗菌斑制剂之一，它是一种氧离子化合物，可吸附在牙釉质、口腔黏膜和牙菌斑的表面，并缓慢释放，有效浓度可持续12~24小时。

常用抗菌斑和牙龈炎的漱口水也有局限性，它们对牙周炎的治疗效果不大。在洁齿或某些口腔手术后，用它们漱口对帮助控制炎症和龈下菌斑可能是有效的。此外，氯己定漱口水的使用还有很多不利的方面。尽管氯己定对抑制牙菌斑和牙龈炎很有效，但它并不是对所有相关的致病菌都有效，而且浓度很高才能有效，使用时还会使牙齿和黏膜着色，改变味觉，也有报道说它可以加快牙石形成，使组织表面脱屑和过敏。这些不良反应和活性不足在一定程度上限制了氯己定的使用。大多数牙膏中的表面活性剂可以降低氯己定的有效成分，所以消费者要注意，刷牙前后不要立即使用氯己定漱口水。

怎样使用漱口水？

漱口水可湿润口腔黏膜，起到人工唾液的作用。由于口干与龋病有密切关系，因此漱口水中通常含有氟和与唾液浓度相近的化学物质。含氟漱口水可用于儿童、青少年防龋。用0.1%氟化钠溶液每月漱1次，或用0.2%氟化钠溶液隔周1次，或用0.05%氟化钠溶液每天含漱1次，每次10ml，含漱1分钟，漱毕30分钟内不要漱口或进食，可减少龋齿20%~40%。在我国市场上还有含抗生素、甲硝唑以及中草药的漱口液，有的做成漱口水，有的是喷雾剂。

在参加社交活动之前使用漱口水，可减少口腔异味，增强社交活动的自信心；有针对性地应用漱口水可预防和控制牙周的炎症；牙周疾病患者在接受了牙周专业治疗之后，可用漱口水巩固和维持疗效；在口腔专业人员指导下应用含氟漱口水预防龋齿；老年人或头颈部癌放射治疗后损伤唾液腺的患者，服用镇静剂，特别是三环类抗焦虑药导致口腔干燥者，使用防口干漱口水可缓解症状。

使用漱口水应注意以下几点。

（1）不管是美容性还是治疗性漱口水，都不宜像牙膏一样每天使用，特别是治疗性漱口水更要谨慎使用，以免引起口腔菌群失调或其他副作用。

（2）儿童慎用，特别是尚不能控制吞咽动作的幼儿，以免误吞。

怎样预防龋病？

龋病是发生在牙齿上的多因素复合作用导致的疾病，必须采用综合方法才能有效地预防龋病，归纳如下。

（1）保持口腔卫生，养成良好的刷牙习惯：减少粘附在牙齿表面的细菌及牙菌斑，小孩从3岁开始便要教会其正确的刷牙方法，早、晚各1次，饭后漱口，定期到医院洁牙。

（2）氟化物防龋：氟可以增强牙齿和骨骼的结构，抑制细菌生长及产酸能力，目前应用较为普遍的是含氟牙膏、含氟漱口液等，还有饮水加氟，但这需要有关部门严格、周密地安排进行。

（3）控制食用糖的摄入量：口腔细菌利用糖的发酵产酸腐蚀牙齿，所以提倡少吃零食，少吃糖果，特别是临睡前。

（4）窝沟封闭剂：在磨牙、双尖牙的窝沟处涂封闭剂，可以防止微生物和食物碎屑在窝沟的堆积，从而预防窝沟龋的发生。

（5）定期进行口腔检查：儿童半年1次，成人1年1次，及时发现早期的龋病，及早治疗。

干燥综合征患者应如何进行自我保健呢？

干燥综合征患者应进行以下自我保健。

（1）注意口腔护理。要戒烟忌酒，注意口腔卫生，养成饭后漱口或刷牙的习惯，定期做口腔检查，经常用液体湿润口腔。另外，伴有口腔溃疡者可经常用金银花、麦冬、乌梅、甘草等煎液漱口或代茶饮。

（2）注意眼部护理。应适当少用眼，可多看看绿色植物或闭目养神，必要时可滴用人工泪液，以缓解眼干的症状。

（3）注意鼻部护理。可用生理盐水滴鼻，忌用油性润滑剂；也可自行按压、揉捏鼻旁的迎香穴，每次可按压5~10分钟。

（4）注意关节护理。可采取理疗或按摩的方法，以疏通局部经络和气血。

（5）注意饮食调理。在饮食上应偏于甘凉，多吃具有滋阴、清热、生津功效的食物，如丝瓜、芹菜、木耳、豆制品、黄花菜、鲜藕等，应避免进食辛辣、油炸和过酸、过咸的食物。需要注意的是，干燥综合征的病程较长，患者在饮食上不必忌口太严，以免影响营养的摄入。

老年口腔保健包括哪些方面？

老年口腔健康的目标：至少应保持20颗功能牙，维持最基本的口腔功能状态，或者通过最低限度的修复，尽可能恢复口腔功能。把保持老年人的独立生活自理能力、提高老年人的生活质量作为口腔保健的基本目标。针对老年人的需要，有计划、有组织地进行口腔护理活动，包括口腔健康教育与促进、口腔卫生指导、定期口腔检查、供应口腔护理用品、适当安排治疗与功能康复。

老年口腔保健具体包括以下几个方面。

（1）提高自我口腔保健能力：针对老年人的心理状态变化及普遍存在的口腔卫生问题，与不讲究口腔卫生的旧传统观念和习惯等老年人的问题、特点，开展各种口腔健康教育活动，如消除"人老应该掉牙"的旧观念，学会正确的刷牙方法，适当补充氟化物，定期做口腔健康检查，注意饮食与营养，早诊断，早治疗等。提高老年人自身的口腔护理意识，同时也要促进家庭、社会与专业人员对老年人口腔健康的关心，做好老年前期的口腔保健工作。

老年人的自我口腔保健活动是他人无法完全取代的，是保持老年人口腔健康的基础，但是，对于一些有严重慢性疾病的老人，如老年痴呆症、半身不遂等，由家庭成员或医务人员进行特殊口腔保健，包括刷牙、洁牙、剔牙等是必不可少的。

（2）改善膳食营养状况：良好的营养状况对于疾病的预防和治疗的康复是一个不可少的条件。由于多种因素的影响，老年人特别容易引起营养不良。增龄过程本身就影响着营养状况。对于老年人来说，营养的问题是至关重要的。营养需要随人体结构、活动与有关疾病而不同。大多数专家认为，老年人需要的热量、蛋白质比青少年少，但对钙、铁等矿物质以及维生素需要量则随年龄增长而增加。因此，要严格限制各种甜食，多吃新鲜蔬菜与瓜果，安排合理膳食，保持良好的饮食习惯。改善口腔功能，有利于营养摄取。老年人的营养状况，不只是取决于本人的努力，还要取决于家庭成员的照顾与社会的干预，因此社会应为改善老年人的营养状况创造一定条件。

（3）定期口腔健康检查：由于老年人口腔卫生状况普遍差，口腔疾病发展变化速度快，常处于较晚期阶段，口腔功能亦差，因此，为老年人提供定期口腔保健，包括检查、洁治等对维持口腔功能状态必不可少。据国外研究认为，半年检查1次已较晚，有条件的最好3个月检查1次，至少也应1年1次，发现问题，及时处理。

（4）康复口腔基本功能：大多数老年人的口腔功能都有不同程度的丧失。牙齿松动、缺失是常有的现象。要使口腔内的余牙保持健康，首先由专业人员帮助洁治和治疗，然后通过个人口腔保健活动来保持；其次是及时修复缺失牙，减轻余牙的咀嚼力负担，恢复口腔的基本功能。同时要注意保护好义齿，每餐之后要洗刷干净，睡前摘下，浸泡于清水之中以防变形。已经修复的义齿，都要定期检查，及时修改调整。久戴义齿常有不适，甚至引起口腔组织红肿、疼痛甚至溃疡，更要由医生检查，及时处理或更换义齿。保持义齿处于功能状态，是口腔康复保健的重要内容。老年人性格常有主观独特性，如需要拔牙或其他手术以及镶牙，需要与其商量决定。掌握老年人的性格与心理，注意态度，使其信赖，加强互相理解和合作。

女性口腔保健有哪些特殊问题？

由于女性和男性的生理差别，女性在口腔保健时应注意以下几点：①月经期不能拔牙。月经期的血液凝固性降低，拔牙后可能发生大出血。月经期身体抵抗力较低，拔牙后容易发生感染。②服用避孕药期间不宜拔牙。避孕药使口腔局部的抗感染能力下降，阻生牙又比较难拔。如果服用避孕药后拔阻生牙，50%以上的人会发生伤口感染。③怀孕前3个月和最后3个月不宜拔牙。怀孕初期拔牙易诱发流产，怀孕晚期拔牙易发生早产。④怀孕前应治疗牙病。据估计，80%的孕妇有牙痛、牙龈出血等牙科并发症。如果怀孕之前治疗牙病，怀孕期间就会避免遭受牙病之苦。⑤青春期要注意保持口腔卫生。有一种牙病称青春期牙周炎，主要发生于口腔卫生不良或有妇科病的女性。疾病发展迅速，容易引起牙齿松动、牙齿之间出现缝隙，影响美观。⑥月经后10天为治疗牙病最佳期。临床实践证实，月经期后10天左右，拔牙出血最少，补牙痛感最轻，牙科手术感染率最低，伤口愈合最快，女性应尽可能在此期治疗牙病。

茶对口腔有哪些保健作用？

我国是世界上最早栽培和饮用茶叶的国家，自古以来就有以饮茶和茶水漱口作为防龋的方法。如宋代苏轼（1037~1101年）在谈养身之道时，就曾指出："吾有一法，常自珍之，每食已，辄以浓茶漱口，烦腻即去，而脾胃不和，凡肉之在齿间者，得茶浸漱之，乃消缩不觉脱去，不烦挑剔也，两齿便漱濯，缘此渐坚密，蠹病自已。"

茶对口腔有保健作用，有安全、方便、简单、易行的优点，所以受到许多国家的重视。我国人口众多，有饮茶传统，以茶水防龋更有推广积极意义和方便条件。据国内研究证明，茶叶能防龋主要是因为其含有氟和儿茶酚等物质。氟离子可将牙釉质中的羟基磷灰石变为氟磷灰石，改善了牙釉质的结构，增强其抗酸的作用；儿茶酚等物质可抑制口腔内变形链球菌

（即致龋菌）的增殖。王万祥等人在安徽省霍山茶厂，对7~50岁有饮茶习惯的职工、家属进行调查，发现患龋率很低，只有21.1%。高全富等人研究发现，8~9岁儿童每晨用茶水漱口1次，2个学期后，龋齿减少70%。由此可见，如果我们每人都能坚持天天做到饮茶、用茶水漱口、再用茶水刷牙3件事，对于保护牙齿、预防龋病一定会取得较好的效果。

茶水含有碱性物质，其除污解腥、消腻之功效远比一般清水强。日常饭后常用茶水漱口，能去污、杀菌、消炎，达到健齿强身的作用。目前在欧美许多国家，已将饭后饮茶作为解决由于饮食乳酪、肉类较多而引起口臭的措施之一。我国也有人在吃完大蒜之后，立即口嚼一点茶叶，据说也有去除异味之效。

日本科学家还研究发现，日常饮食附着在齿缝间隙的食物残渣，如不及时洗漱、刷净，容易被口腔中的细菌、生物酶所分解或者发酵，产生含氨毒物及亚硝酸盐等致癌物质。由于在茶的鞣酸中含有一种活性成分，经动物实验已证明它有抗癌的作用，故常用茶水漱口，还有利于对抗口腔内可能存在的致癌物质。总之，茶水在口腔保健中起着很重要的作用，而且简单易行，让我们大家来实施这一保健措施吧！

自我口腔保健有哪些方法？

预防口腔疾病、自我保健牙齿的方法多种多样，现介绍几种简便易行、效果较好的保健方法。

（1）叩齿方法：先静心聚神，轻微闭口，然后上下牙齿相互轻轻叩击数十次，所有的牙都要接触，用力不可过大，防止咬舌。经常叩齿可增强牙齿的坚固，使其不易松动和脱落，亦可使咀嚼力加强，促进消化功能。

（2）鼓漱方法：咬牙，口内如含物，用两腮和舌做动作，反复几十次，漱口时口内多生唾液，等唾液满口时，再分几次慢慢下咽，初时可能津液不多，久则自然增加。鼓漱主要是为了使口腔内多生津液，以助消化，并可清洁口腔，锻炼四周肌肉，使两腮饱满。

（3）运舌方法：用舌头在口腔里、牙齿外左右、上下来回转动，等到唾液增多时鼓漱十余下一口或分几口咽下。运舌对防治老年性口腔黏膜病、舌体萎缩有效，能刺激涎液分泌，滋润胃肠，有助于脾胃功能，并能防止口苦、口臭。

（4）牙龈按摩法：需先进行牙周洁治术。一种是在刷牙时进行，将刷毛以45°压于牙龈上，牙龈受压暂时缺血，当刷毛放松时局部血管扩张充血，反复数次，使血液循环改善，增强抵抗力。另一种是用食指做牙龈按摩，漱口后将干净的右手食指置于牙龈黏膜上，由牙根向牙冠做上下和沿牙龈水平做前后方向的揉按，依次按摩上下、左右的内外侧牙龈数分钟。通过按摩牙龈，增加牙龈组织血液循环，有助组织的代谢，提高牙周组织对外界损伤的抵抗力，减少牙周疾病的发生。

人的一生中从什么时候开始刷牙？

通常我们可以分3个阶段对婴幼儿进行刷牙训练。

第一阶段：当宝宝开始长第一颗牙的时候，也就是大约从6个月开始就要给宝宝"刷牙"了。当然这里所说的刷牙并不使用牙刷，而是父母用干净的纱布包裹自己的食指蘸净水帮宝宝清洗口腔，洗去牙齿及牙床上的附着物，这种口腔护理方法一般要持续至幼儿2岁半，此时口腔中的乳牙才全部萌出。

第二阶段：从2岁半开始，父母应替幼儿选择此年龄段使用的牙刷，每日早晚2次，站立于幼儿身后，手把手教幼儿掌握正确的刷牙方法（拂刷法）。因为这个时期的幼儿已有一定的理解、表达能力，只要家长循循善诱，由浅入深地耐心指导，相信幼儿掌握正确的刷牙方法并不是件难事。

第三阶段：从3岁起，幼儿已经过半年的过渡期训练，应能独立完成刷牙动作了。但此时的幼儿还很顽皮，缺乏主动性和自觉性，家长平时还要起监督、指导作用，使孩子养成良好的口腔卫生习惯，这样才能使孩子拥有一副健康美丽的牙齿。

咀嚼口香糖有哪些好处与不足？

经常嚼口香糖可以增加唾液分泌，从而更好地清洁口腔与牙齿，减少牙菌斑点的形成。并且在反复进行咬合动作时，颌骨、咬肌和牙齿都可以得到充分锻炼，对牙周健康十分有益。另外，如果每天咀嚼口香糖15钟左右，将会产生美容的功效。很多的临床实验研究无糖口香糖在保持和改进口腔卫生方面的作用，这些研究表明，在饭后咀嚼无糖口香糖可以减少龋齿，提高整体的口腔健康水平。这些研究进一步提供了支持饭后咀嚼口香糖的证据。大多数研究显示需要1天咀嚼3片口香糖，这个要求对于大众来说是较容易达到的，也能在学校中形成制度。所以，对于口腔卫生不足和已经较充足的地区，咀嚼口香糖计划都可以成为改善口腔卫生的有效且简便的方法。

医学专家不主张将嚼口香糖作为一种时尚来倡导，尤其是过多、过长时间咀嚼口香糖有可能对健康产生不良影响。首先，大部分口香糖都是以蔗糖为甜味剂，咀嚼口香糖时，糖分会长时间在口腔内停留，口腔中的致龋菌就会利用蔗糖产生酸性物质，对牙齿产生腐蚀，致使牙齿脱钙，从而诱发龋齿。其次，使用含汞材料补过牙的人最好不要嚼口香糖。研究发现，经常嚼口香糖会损坏口腔中用于补牙的物质，使其中的汞合金释放出来，造成血液、尿液中的水银含量超标，从而对大脑、中枢神经和肾脏造成危害。另外，嚼口香糖对于儿童也不利。因为儿童自控能力较差，整天把口香糖含在嘴里，有可能吞食或者误入气管，危及生命。另外，长时间嚼口香糖，咀嚼肌始终处于紧张状态，有可能养成睡梦中磨牙的习惯，从而影响孩子的睡眠质量。

医学专家建议，咀嚼口香糖的时间不要超过15分钟，有胃病的人更不宜过多地嚼口香糖，因为长时间咀嚼口香糖，会反射性地分泌大量胃酸，特别是在空腹状态下，不仅会出现恶心、食欲不振、反酸水等症状，长期下去还有可能导致胃溃疡和胃炎等疾病。

现代食品对龋齿发生有什么影响？

随着物质生活水平的提高，市场上大量出现含糖量多的食品，如饼干、奶油蛋糕、点心、果子汁、火腿等，已成为儿童所喜爱的食品。家庭或幼儿园又多食用精制米面以及炸烤肉食，结果促进了龋齿发病率的增长。因此，不少发达国家提倡对儿童摄入的糖量减少到原来的1/4，不吃饼干、奶油蛋糕和点心，不喝果子汁和糖水，不吃软的快餐品，而多吃青菜、豆制品、牛奶、鱼、蛋和粗制米面食品。近些年来，挪威、丹麦、荷兰、澳大利亚、美国、新西兰、英国在饮用水中加氟，用含氟牙膏刷牙，已使龋齿发病率急剧下降。氟不仅有局部作用，还有被消化道吸收后产生全身作用的功能。不少临床试验证明，含氟牙膏使龋齿发病率下降3%~10%。日本龋齿发病率下降归功于其牙科医疗质量高，日本国内饮用水中未加氟，含氟牙膏的使用也不普及。

目前许多国家还在研制糖的代用品。代用糖也和白糖一样由蔗糖、果糖和双糖类所构成，但其结合方式不同，甜度为白糖的42%，呈结晶状态，不被变形链球菌分解。若饮食中用这种代用糖，龋齿发病率将明显下降。

最近也有人在研究抗龋疫苗，它可增加口腔黏膜的分泌型免疫球蛋白A，对变形链球菌的侵入起到第一防线防御作用。

综上所述，如能做到清除口腔内变形链球菌，限制食糖的摄入，饮含氟水或用含氟牙膏刷牙和用含氟水漱口，增强牙齿的抵抗力，便可预防龋齿的发生。

孕妇应怎样注意口腔保健？

俗话说："生个娃娃掉颗牙。"这句话虽然说得有点夸张，但也说明怀孕对妇女牙齿有较大影响。妇女妊娠期间，由于内分泌发生变化，牙龈黏膜发生充血水肿，牙龈容易出血、肥大增生等等，医学上称之为妊娠牙龈炎。由于妊娠反应往往比较严重，时间久了可能引起营养不足，导致维生素A、维生素C、维生素D和钙、磷的缺乏，同时，由于胎儿在母体内生长发育，母体的营养就越发不足，母体抗病能力自然就会下降，作为全身的一部分，口腔自然也是如此。在这种情况下，孕期再不注意口腔卫生，牙龈就更容易发生感染。钙、磷的不足也会使母体的骨质由于缺钙而变软，致牙槽骨疏松、软化，牙槽骨支持牙齿的功能减弱，会使牙齿松动、咀嚼无力。

以上因孕期牙龈改变而易致感染的情况，只要注意口腔卫生，分娩后能自行好转和消失，但有不少人由于受旧习俗的影响，认为"月子里刷牙牙会掉"，"产假期间刷牙会落'月子病'"，这些说法都是没有科学依据的。有的孕妇从妊娠到分娩后，相当长一段时间里不刷牙，结果造成牙龈炎加重，甚至发生牙周病。

孕妇的口腔卫生保健应当注意以下几个方面。

（1）孕妇的饮食应当丰富、合理，尽量多吃一些富含维生素的食物，如蛋类、鱼类、乳类和新鲜蔬菜、水果，适当地注意维生素和钙类的补充。

（2）孕妇应做到早晚刷牙、饭后漱口，以减少局部刺激因素对牙周组织的不良影响。应选择比较柔软的牙刷，选用药物牙膏。刷牙后可将食指洗净，伸入口中按摩牙龈，以改善牙龈的血液循环和新陈代谢，减轻牙龈充血。

（3）定期（每隔3个月）请医生检查口腔，如发现牙病及时治疗，孕妇的牙齿如有缺失应及时镶补，以加强牙齿间的相互支持作用，增强咀嚼功能。

孕妇、产妇要不要刷牙？

有的地区由于受旧风俗的影响，人们有一不正确的说法，认为孕妇不该刷牙，不然未来的孩子牙齿就不好。也有人认为产妇在产假期间刷牙会落"月子病"，影响日后的身体健康，因此产妇也应不刷牙。这两种看法都是有害的，没有科学根据的。

妇女从怀孕到分娩，常常出现许多变化，除了全身其他变化外，有的孕妇牙龈红肿充血，容易出血，称为妊娠牙龈炎。有的妇女怀孕3~4个月，个别牙龈乳头明显增生，可以长到黄豆大红肿，碰触时易出血，从表面上看增生的牙龈像是肿瘤，但实际上并非是真性肿瘤，医学上称它为妊娠性牙龈瘤。无论是妊娠性牙龈炎或是妊娠牙龈瘤，除了受内分泌影响外，更与口腔的清洁卫生有密切的关系，也就是说，口腔卫生情况好，它的发病率就可能降低，因此，孕妇不仅应该与平常人一样刷牙，而且还应刷得更认真，这样才能减少或者避免牙龈炎或妊娠牙龈瘤的发生。

产妇分娩后，更应该注意口腔卫生，民间所说产妇不能碰水，是指产后由于全身毛细血管扩张，应避免水冲淋而言，这和正常的刷牙不能混为一谈。那么产妇为什么也应该注意刷牙呢？因为产后身体抵抗力一般较低，口腔卫生不良更容易感染某些口腔疾病或其他疾病。如果产后身体极度疲乏，可以在短暂的时间内，用漱口来代替刷牙，但这种情况不能维持过久。当体力恢复后应尽早恢复刷牙，清除口腔内的污物。当然，无论刷牙或漱口，水的温度应以冷热合适为宜。

口腔护理能预防老年性吸入性肺炎吗？

在日本老人中因癌症、缺血性心脏病、脑血管疾病而继发肺炎、支气管炎的死亡率有所上升，呼吸系统疾病在死亡原因中上升到第三位。因肺炎、支气管炎死亡的人群中，65岁以上的老人占95%，所以也可以把肺炎称为老年病。呼吸系统疾病尤其是肺炎，已成为老年人健康管理中最重要的课题。口腔、咽喉、气管、肺是互相延续的器官，在吞咽反射迟钝的老人中，常常会发生口腔的内容物少量吸入气管内，同时也把口腔内常见的厌氧菌和喜欢在咽部定居的肠杆菌、金黄色葡萄球菌等一起吸入肺内而引发炎症。如营养状况欠佳，免疫功能不全，易发生铜绿假单胞菌、耐甲氧苯西林金黄色葡萄球菌（MRSA）肺炎导致疗效下降，抗生素治疗困难，甚至无效。

老年医学专家指出，注意老人的口腔护理，减少口腔内致病菌是预防吸入性肺炎的重要措施。对维护老人机体健康、延长老人生命具有特殊意义。老年人在日常生活中应通过刷牙、漱口等方式保持口腔洁净，若是患有牙病等口腔疾病应及时治愈，若戴有假牙应经常清洗。对于重症及卧床的老人，护士应帮助其进行口腔护理。

吸入性肺炎是口腔细菌进入下呼吸道造成的严重后果，减少口腔细菌数是必要的。通过牙齿、口腔的彻底清洗，积极治疗牙周炎，对吸入性肺炎有预防作用。据报道，经3个月的口腔护理，老年人的牙周炎减少到开始时的1/9，咽喉部细菌数也显著减少。给予患者有计划的口腔护理，不明原因发热明显减少。在预防肺炎、呼吸系统感染上，高质量的口腔卫生管理是非常重要的，特别是对重度精神、功能障碍的老年人，而且经过口腔护理后口臭也显著减轻。

同以前的研究结果一样，由于给别人清洁口腔的护理工作麻烦甚至有些令人恶心，养老院的医护人员常常会疏忽这项工作。同样，住院者本人也常常不太留意这样的工作。痴呆或由于疾病导致智力损害的患者以及那些手活动不便的个体常容易发生口腔疾病。研究人员指出，对于改善口腔卫生是否可降低老年人肺炎发病率还需做进一步研究。同时，养老院应该配备一些经过专门培训的工作人员，以协助护理人员对那些不能自理的人进行口腔清洁工作。另外，养老院还应该鼓励老年人经常使用杀菌的漱口液。

学龄前儿童口腔保健有哪些方面？

（1）家庭口腔保健：家庭保健对儿童口腔健康起着不容忽视的重要作用。由于儿童年纪小，注意力集中的时间短，口腔医生应指导父母教会和帮助儿童刷牙。可帮助选用软毛小头的尼龙牙刷，易于清洁牙和按摩牙龈。2岁以后的儿童趋向于要自己刷牙，但这时儿童手的灵活性较差，需要父母时常帮助和指导。3~6岁是儿童心理发展极为重要的时期。大部分儿童此时已进入幼儿园，并有一定独立性，但如果没有家长帮助，他们仍不具备独立自我保健的能力。预防项目主要是培养儿童建立口腔卫生习惯，掌握刷牙方法，刷牙可应用少量含氟牙膏（黄豆粒大小即可）去除牙菌斑，有效地刷牙。父母的示范作用很重要，最好与儿童一起做好早晚、餐后的刷牙与漱口。6岁左右儿童的乳牙开始脱落，恒牙逐渐萌出，此时可能发生疼痛、牙龈水肿、不舒服等症状，应及时找医生检查处理。父母应继续帮助儿童维持早期建立的口腔卫生习惯，保护好新萌出的恒牙。

（2）幼儿园口腔保健：幼儿园担负着儿童保健、教育两项任务。重视在幼儿园开展儿童口腔保健工作，对预防儿童口腔疾病、培养他们良好的口腔卫生和饮食习惯有着非常重要的意义。幼儿园口腔保健工作应注意以下几个方面：①做好口腔健康教育工作。举办培训班，对幼儿园教师进行培训，使他们掌握口腔预防保健的基本知识和基本技能，如乳牙的生长发育、龋病的症状及预防方法、正确的刷牙方法等。②做好儿童口腔保健工作。幼儿园儿童集中，适宜开展群体预防保健，幼教老师应积极与口腔医生配合，定期组织对儿童进行口腔检查，开展局部用氟等预防措施。③培养儿童良好的口腔卫生及饮食习惯。通过培养儿童学会刷牙与餐后漱口，同时并教育儿童少吃零食、甜食等。④与家长配合共同促进儿童口腔健康。幼教老师与家长都应关心儿童口腔健康，有病及时治疗。

（3）营养和饮食习惯：儿童生长发育快，代谢旺盛，对营养素要求高，营养物质的供应要照顾不同年龄儿童生理需要与吸收功能。为了促进身体发育和有助于口腔健康，还要建立良好的饮食习惯。3~6岁儿童生长速度开始相对减慢，热量需求也相应减少，但仍应注意平衡膳食。此时要注意限制那些多盐、多脂肪的食物和黏性大、清除慢、容易产酸的食物，如糖果和精制碳水化合物。营养需求不仅要从影响口腔健康出发，还要结合全身健康考虑，才能为家庭所接受，具有可行性。

（4）氟化物的应用：氟是人体正常代谢和促进牙与骨正常生长发育必需的微量元素。适量补充氟是儿童时期非常重要的预防措施。大量研究证实了牙釉质形成和矿化时期补氟有良好的防龋效果。由于人乳或牛奶中仅含极微量的氟，因此住在低氟地区和龋病高发区的儿童从出生后6个月起就应补充氟。3~6岁儿童补充氟的较好方法是使用氟片，此时应注意食物中的摄氟量，特别是在低氟地区。局部用氟在此年龄组起着重要作用，方法有用含低浓度氟的牙膏、含氟涂料与漱口液。由于这个年龄阶段的儿童吞咽反射尚未完全建立，因此，一般不推荐应用含氟漱口液的方法。氟滴、氟片的补充剂量应由口腔专科医生开处方或在幼儿园集体使用，并且要接受口腔预防保健专业人员的指导与监督，确保其安全性与效果。

如何开展学生口腔保健教育？

学生口腔保健教育的目的是教授学生基本的口腔卫生知识和技能，并在教师和家长的指导下有一定的实践机会，培养学生良好的口腔卫生习惯。口腔保健教育应纳入学生的课程，重视课程内容的安排与授课人员的统一培训，目前由于人力缺乏，学校口腔预防保健工作尚未有效地开展起来，学校保健人员缺乏口腔健康方面的知识。因此，家长应主动向学生开展口腔保健教育。学生口腔保健教育应循序渐进，根据年龄由浅入深地强化教育。其内容应包括以下几方面。

（1）口腔的生理卫生知识如牙的形态与功能、乳牙与恒牙的萌出与构造。

（2）口腔常见疾病，如龋病、牙周病、错畸形、前牙外伤。

（3）口腔疾病的预防与治疗，了解牙菌斑与牙结石、牙刷、牙膏、刷牙方法，食物、饮食习惯与口腔健康，氟化物与窝沟封闭，其他口腔卫生用品。

（4）口腔卫生保健设施如口腔医师，学校口腔卫生服务，社区口腔卫生服务。

通过教育使学生理解窝沟封闭与氟化物可以最大限度地控制龋病的发生；预防牙周病要在一生中不断地彻底清除牙菌斑；定期口腔检查与保健是保持口腔健康所必需的；吸烟、饮酒是口腔癌、牙周炎的主要危险因素。学生口腔保健教育应设立实习与行动，如自我观察牙龈颜色与形态、牙菌斑附着部位、刷牙前后清除牙菌斑的效果与牙刷的选择等。学校教师与家长是学生口腔保健信息的传播者，也是培养学生建立良好口腔卫生习惯的重要师长。在学校进行口腔保健工作应根据学生的心理特点，爱护他们，启发他们自身的积极性，例如小学低年级学生易受成人言行的影响，往往以成人言行为准则，做事希望得到老师认可，因此，对他们的正确口腔健康行为要给予肯定与鼓励。学生自尊心强，对别人的评价敏感，应以鼓励和诱导为主，防止粗暴的批评后使他们失去信心与自身口腔健康的责任感。中学生喜欢独立思考，爱美心理明显增强，应从文明与健康美学的角度进行口腔保健教育，以增强其主动参与的意识。促进学生口腔保健教育是开辟未来口腔健康的主要途径之一，是提高我国口腔健康水平的基础。

为什么要重视残疾人的口腔保健？

口腔健康是残疾人最基本的生存与生活需求之一。因为残疾人的生活不能完全自理，需要他人帮助，他们的口腔卫生更需要家庭、医疗保健机构，以至社会的同情、关心与照顾。残疾人的生活自理能力大小，随着残疾性质的不同而有很大的差别。有些残疾人口腔基本健康，或者可以自我保护，例如聋哑人可以通过特殊语言教育，使他们掌握口腔卫生知识与技能。但是，多数残疾人，尤其是躯体残疾或智力残疾者，由于丧失了生活自理能力，他们需要特殊的口腔保健与常规治疗。残疾人的主要口腔疾病是龋病和牙周病，此外还有先天性缺陷如唇腭裂、颌面外伤、错畸形等。残疾人的口腔健康问题是多方面的，咀嚼与吞咽困难可以使一日三餐成为生活中的一大难题。此外，因残疾还可以引起营养不良、龋病、牙周病或其他牙病导致牙缺失，影响正常的咀嚼和语言功能。不过，残疾人的牙病与非残疾人一样是可以预防和控制的，因为两者病因基本相同，所不同的是残疾人缺乏自我口腔保健能力，需要口腔医务人员、家庭成员与其他社会服务人员的医疗和护理。相比之下，残疾人的口腔预防保健比较容易做到，而他们的牙病治疗要困难得多。比如，由于他们不能与口腔医生合作而使医疗变得复杂化，有时须用氧化亚氮（笑气）麻醉，帮助医生完成临床操作。某些严重残疾者，由于他们缺乏自控能力，无法修复缺失的牙。因此，残疾人的初级口腔预防保健十分重要，更有意义。

如何预防口腔癌?

应当增进公众预防口腔癌的卫生知识,矫正不良行为。据第二次全国口腔健康流行病学抽样调查报告,我国男性公民35~44岁、65~74岁吸烟者分别占86.1%与55.8%,饮酒者分别占66.7%与49.2%,既吸烟又喝酒者分别占49.6%与35.3%,35~44岁、65~74岁男性吸烟者为同龄女性的14.5倍,饮酒者男性是女性的6.3倍。印度与斯里兰卡的研究发现,初级干预试验,如减少对烟草的依赖、教育成人不贪图嚼槟榔可减少口腔疾病恶变的机会和减少死亡率,儿童从中受益更大。

(1)避免吸烟、饮酒和嚼槟榔。大量研究表明,在致癌因素中,烟草是最大的癌症诱发物,故吸烟是最危险的不良习惯,因此,我国口腔癌的一级预防应着重从吸烟与饮酒的危害性方面进行教育,改变吸烟、饮酒的习惯;鼓励公众不要染上吸烟习惯;已吸烟者最好戒烟,已吸烟而不能戒烟者,起码要减少吸烟量。印度的一级预防规划实施后,明显地减少了用烟量,结果显示口腔黏膜白斑逆转率很高。此外,还应立法,限制烟的生产、进口、销售和使用,使人们认识吸烟对健康的危害,提高烟草产品价格与税收,改变产品,减少焦油、尼古丁和其他致癌物质含量。酒与恶性肿瘤之间的关系,主要表现在口腔、咽、喉与食管癌上,酒中乙醇含量愈高,致癌的风险就愈高。1981年,有学者报告饮啤酒和葡萄酒致癌的风险并不比饮烈性酒低,因为一般啤酒饮量大。避免嚼槟榔,特别是在槟榔中混有烟草与石灰时致癌风险较大。

(2)注意对光辐射的防护。防止长时间直接日照。下唇光照机会比上唇多,95%唇红部癌发生在下唇。

(3)平衡饮食。减少脂肪摄入量,增加蔬菜、水果摄入量。提高维生素A、维生素B、维生素E和微量元素硒的摄入量。

(4)不饮过热的饮料,不食过热食品,避免刺激口腔黏膜组织。

(5)避免不良刺激,及时调磨义齿锐利边缘,防止对软组织摩擦、压迫和创伤。

（6）保持良好的口腔卫生，拔除残根、残冠，及时调整磨牙的锐利牙尖，以免反复咬颊、咬舌。

（7）提高公众对口腔癌警告标志的认识，以便使其加以警惕，及早就医。口腔癌的警告标志如下：①口腔内的溃疡，2周以上尚未愈合。②口腔黏膜有白色、红色和发暗的斑。③口腔与颈部有不正常的肿胀和淋巴结肿大。④口腔反复出血，出血原因不明。⑤面部、口腔、咽部和颈部有不明原因的麻木与疼痛。

（8）定期口腔检查。定期检查是为了早期发现并提高早期治疗率，一般有较长的存活期和较好的生命质量。如果癌瘤为2cm，同时无转移，就可大大增加5年生存率，如果癌瘤在2cm或以下，5年生存率提高2倍，1cm或以下，5年生存率提高3倍，故早发现、早治疗对降低口腔癌的死亡率是十分有意义的。

如何进行口腔癌自我检查？

可以到医院做定期口腔检查，也可自我检查。自我检查包括如下内容：①对头颈部进行对称性观察，注意皮肤颜色的变化。②双手食指触摸面部，面部如有颜色变化、触疼或肿块、疣痣增大，2周内就医检查。③触摸颈部，从耳后触摸至锁骨，注意触摸疼痛与肿块。检查左右两侧颈部。④翻开下唇，观察唇红部与唇内黏膜，用食指与拇指从内向外、从左向右翻开下唇，对上唇做同样检查，触摸是否是肿块，观察是否有创伤。⑤牙龈与颊部：用食指拉开颊部，观察牙龈，并用食指与拇指挟住颊部触摸。⑥舌与口底：伸出舌，观察舌的颜色与质地，用消毒纱布包住舌尖部，然后把舌拉向左或右，观察舌的边缘部位。用食指与拇指触摸舌体，注意是否有异常肿块。检查口底需用舌舔上腭部，以观察颜色与形态的变化，然后用食指触摸口底。⑦腭部：对腭部检查有时需用牙刷柄压住舌，头略后仰，观察软腭与硬腭的颜色与形态。

附　录

口腔疾病相关通用化验项目及临床意义

项目名称		正常值	异常值临床意义
血常规	白细胞计数	（3.69~9.16）×10⁹/L	增高提示炎症反应；降低时免疫力下降
	中性粒细胞（%）	50.0%~70.0%	增高提示炎症反应；降低提示细菌感染可能性低
	淋巴细胞（%）	20.0%~40.0%	增高提示病毒感染；降低提示病毒感染可能性低
	红细胞计数	（3.68~5.13）×10¹²/L	明显升高要考虑红细胞增多症；降低提示贫血
	血红蛋白	113~151g/L	明显升高要考虑红细胞增多症；降低提示贫血
	血小板计数	（101~320）×10⁹/L	增高时易于形成血栓；降低时出血风险增加
血糖及糖化血红蛋白	空腹血糖	3.90~6.10mmol/L	增高提示糖尿病可能；降低提示胰岛素瘤或降糖药物过量
	随机血糖	<11.10 mmol/L	
	糖化血红蛋白	4.7%~6.4%	
肝功能常规五项	谷丙转氨酶	5~40u/l	是肝脏功能出现问题的一个重要指标，体内含量偏高时，说明肝脏受损
	谷草转氨酶	8~40u/l	如果体内谷草转氨酶升高且高于谷丙转氨酶，说明肝脏受损严重
	总胆红素	2~20umol/L	它是直接胆红素和间接胆红素的总和，体内含量偏高，就表明患有黄疸
	直接胆红素	0~7umol/L	如果增高，表示患者可能患有肝内及肝外阻塞性黄疸等
	间接胆红素	0~14umol/L	如果偏高，说明红细胞受损、肝脏病变
乙肝五项	乙肝表面抗原	阴性（－），阳性（＋）	是反映是否存在乙肝病毒感染的最主要的指标，健康人应为阴性（－），阳性（＋）表示感染了乙肝病毒

	项目名称	正常值	异常值临床意义
乙肝五项	乙肝表面抗体	阴性（−），阳性（+）	乙肝表面抗体的阴性（−）表示体内无乙肝病毒抗体，阳性（+）表示曾接种过乙肝疫苗而产生了抗体，或曾经感染过乙肝但机体已将病毒清除从而产生了抗体
	乙肝e抗原	阴性（−），阳性（+）	健康人应为阴性（−），阳性（+）表示体内乙肝病毒复制活跃，传染性强
	乙肝e抗体	阴性（−），阳性（+）	阳性（+）表示：e抗原转阴，e抗体出现，表示乙肝病毒复制活动减弱；或乙肝病毒发生基因突变，无法产生e抗原，但乙肝病毒复制活动其实更加活跃
	乙肝核心抗体	阴性（−），阳性（+）	阳性（+）表示正感染乙肝病毒或过去曾感染过乙肝病毒
丙肝	丙型肝炎病毒（HCV）抗体检测	阴性，阳性	阳性：质控线（C线）和检测线（T线）各有一条红色线条出现。表明样本中存在有HCV抗体
艾滋病	HIV1/2抗体、抗原检测	阴性反应，阳性反应	主要检测HIV1的P24抗原核心蛋白。P24一般在感染后1~2周内即可检出，随P24抗体产生而减少。一般持续0.5~5个月，如持续存在或再度出现则提示预后不良
肾功能	肌酐	53~97 μmol/L	增高提示肾功能受损；降低提示能量供给不足
	尿素氮	2.5~7.1mmol/L	
	尿酸	160~430 μmol/L	增高提示痛风；降低一般无太大意义
电解质	钾	3.6~5.5mmol/L	增高见于肾功能衰竭、组织挤压伤、重度溶血、补钾液过多等，易发生心脏传导阻滞；降低见于肾上腺皮质功能亢进、严重呕吐、腹泻、服用利尿剂、钡盐中毒、低钾饮食等，易发作生早搏，心动过速，特别是尖端扭转性室速

项目名称		正常值	异常值临床意义
电解质	钠	135~145mmol/L	升高见于垂体前叶肿瘤、肾上腺皮质功能亢进、严重脱水、过多输入含钠盐溶液等；降低见于肾上腺皮质功能不全、消化液丢失过多（如呕吐、腹泻）、应用利尿剂、大量出汗等
	镁	0.8~1.2mmol/L	升高见于甲状腺功能减退症、甲状旁腺功能减退症、肾功能衰竭、多发性骨髓瘤、镁制剂治疗过量等；降低见于呕吐、腹泻、使用利尿剂、慢性肾功能衰竭、甲状腺功能亢进、甲状旁腺功能亢进等，易发生快速心律失常
	钙	2.1~2.6mmol/L	升高见于维生素D过多症、甲状旁腺功能亢进、多发性骨肿瘤等；降低见于维生素D缺乏、甲状旁腺功能减退、肾功能衰竭、重症胰腺炎等
凝血四项	凝血酶原时间（PT）	秒数：11~14，需与正常对照超过3秒以上异常。	主要反映外源性凝血系统状况，其中INR常用于监测口服抗凝剂。延长见于先天性凝血因子Ⅱ、Ⅴ、Ⅶ、Ⅹ缺乏及纤维蛋白原缺乏，后天凝血因子缺乏主要见于维生素K缺乏、严重的肝脏疾病、纤溶亢进、DIC、口服抗凝剂等；缩短见于血液高凝状态和血栓性疾病等
	活化部分凝血活酶时间（APTT）	秒数：25~37，需与正常对照比较超过10秒以上异常	主要反映内源性凝血系统状况，常用于监测肝素用量。升高见于血浆因子Ⅷ、因子Ⅸ和因子Ⅺ水平减低，如血友病A、血友病B及因子Ⅺ缺乏症；降低见于高凝状态，如促凝物质进入血液及凝血因子的活性增高等情况

续表

	项目名称	正常值	异常值临床意义
凝血四项	凝血酶时间（TT）	秒数：12~16 需与正常对照超过3s以上异常	主要反映纤维蛋白原转为纤维蛋白的时间。增高见于DIC纤溶亢进期，低（无）纤维蛋白原血症，异常血红蛋白血症，血中纤维蛋白（原）降解产物（FDPs）增高；降低无临床意义
	纤维蛋白原（FIB）	2~4 g/L	主要反映纤维蛋白原的含量。增高见于急性心肌梗死；减低见于DIC消耗性低凝溶解期、原发性纤溶症、重症肝炎、肝硬化

口腔疾病相关特异性检查项目及临床意义

检查方法	基本原理	临床意义
X牙片	一张牙片面积为（3×4）cm²可以显示3~4个牙齿，牙齿在牙片上显示出白色阻射影像。其中牙釉质阻射最强，牙本质和牙骨质阻射低于牙釉质。牙髓腔呈黑色透明影像，根管口至根尖孔呈逐渐变细的影像	一般的牙根炎症、牙体折裂、骨质状况都可以得到较好的反映。临床上，利用牙片对牙齿硬组织病变、牙髓病变、尖周病变及牙周病进行诊断治疗。在牙的治疗前、治疗中和治疗后都有助于诊断和治疗
曲面断层片	曲面断层片，又称为全景片，是应用窄缝及圆弧轨道断层摄影原理，通过一次成像，在一张胶片上获得摄有全部牙及周围组织总影像的一种简单、快捷的技术。由于其操作简便、检查范围广和低放射剂量，因而被广泛用于临床。口腔医生借此能更好地判断患者牙齿发育情况，为患者设计合理的治疗方案	曲面断层片一次曝光，即可以把全口牙齿、颌骨、鼻腔、上颌窦及颞下颌关节等解剖结构展现出来，为牙医术前观察分析患者的颌骨形态结构、牙齿生长发育情况、颌骨病变、牙颌畸形、全口牙周病时牙槽骨吸收程度等提供图像依据
牙科CT片	牙科CT提高了扫描速度，扫描覆盖面广，无间隙采集容积数据，便于各种方式、各个角度的影像重建，且可以任意地、回顾性重建。在牙科CT成像软件的帮助下，可重建获得颌-口腔全景图像和各方位断层图像，图像清晰直观。牙科CT无痛苦，由于投照范围缩小，人体接触放射线也比全身CT明显减少	牙科CT可以从三维角度对组织情况进行反映，可以发现X牙片的投照角度不能发现的、或者更细微的病变；它的三维重建效果能够对骨组织情况、下颌关节情况进行准确评价，协助医生进行手术前方案设计，以及术后科学评价。已被成功用于种植牙术前测量、口腔炎症、口腔肿瘤和口腔上颌窦瘘等多种疾病的诊断
牙髓活力测试	牙髓活力测试可以有专门的电活力测试仪，利用机器产生脉冲电流，对牙神经进行电刺激，同时记录牙神经对电刺激的反应值，从而来判断牙神经的活力的仪器，最大限度地保证了医生对患者牙髓活力判断的准确性。另外很多情况操作会用温度测试，比方说用小冰棒或者说热牙胶，结果也是和牙髓活力测试一样的	从可疑患牙的后面的牙齿开始做测试，如果和对照牙反应一样，那就说明牙髓活力正常，如果测试值较小，说明牙神经处于比较敏感的状态，如果测试值比较大，就说明牙神经比较迟钝，如果说完全没有反应，那就说明牙神经已经坏死了

检查方法	基本原理	临床意义
牙齿松动度测试	牙齿松动度是指天然牙或种植体在受力作用时的活动程度	是临床上评价牙齿支持组织状况、制订治疗方案和评价其预后的一项重要指标
测量根管长度	该仪器由主机（液晶显示器及微处理仪）、电极和夹持器组成。根尖定位仪的阳极与小号根管扩孔锉相连，阴极与口腔黏膜相连。如果把根尖狭窄指示线定在0.5，当刻度表上的值到达0.5时，说明扩孔锉的前端已达生理性根尖孔附近，0.5位置指示线开始闪烁，此时扩孔锉的长度即为工作长度。若扩孔锉超出根尖孔，Apex和红色箭头将闪亮并发出连续的警告声。测定时所用的电流极微弱，患者无不适感	通过根测仪的指引，相比较传统的根管长度X光照测量方法可以使精准度更高，使口腔医生对根管长度有精准的把握，以做到完美的充填。其特点为：根管内可干燥，也可存留血液、冲洗液，但应尽量去除牙髓及坏死组织；扩孔锉插至根管内的深度与显示器读数有线性关系，能将微小的进入根管长度的变化在显示器上放大显示，同时进行根管预备
肿块切除活检病理组织学检查	肿块尽可能整块切除活检，非做楔形切除不可时，应妥善缝合被膜，防止肿瘤对创面的种植	口腔颌面肿瘤和颈部肿块的确诊依赖病理组织学检查
细针抽吸细胞学检查	用细针抽吸细胞学检查，穿刺后针道种植性转移的机会极少。因其简便、安全以及阳性检出率和诊断正确率高等优点，目前临床被广泛应用	可判断口腔颌面肿瘤和颈部肿块的组织来源和良、恶性
颈部超声	颈部肿块在临床上较为常见。颈部肿块组织来源复杂，生物学特性各异，治疗方案不同。颈部肿块按病因可分为先天性疾病、炎性肿块、肿瘤三类。因其简便、无创，且可重复进行，故而成为颈部肿块辅助检查的首选方法	颈部的炎症、肿瘤、畸形等均可表现为颈部肿块。应用此项检查可以了解肿块的大小、部位、形态，其与周围组织，特别是邻近血管的关系；肿块为实质性还是液性；有无结节，结节边界是否规整等情况。然而超声影像对肿瘤的诊断仍不够理想，尤其是良、恶性的鉴别尚有困难

检查方法	基本原理	临床意义
心电图	心律失常诊断最基本的检查，可以确定心律失常的性质，例如房早、房速、室早或房室传导阻滞等，但如果检查时无心律失常发作，心电图检查可能正常。心电图还可以发现心律失常的基础，例如急性心肌梗死、低血钾等情况	儿童全麻补牙、高龄老人拔牙、心脏病患者拔牙、高血压患者拔牙等均需心电图检查

口腔疾病饮食禁忌

禁忌种类	举例
致龋性零食	甜食、碳酸软饮料、冰淇淋、果酱、果糖
着色性食物	浓茶、咖啡、红酒、莓果类饮料等及食用深色食物，要避免吸烟
刺激性食物	烟酒、浓茶、咖啡及过辣的食物

口腔疾病饮食防治

饮食种类	具体注意事项
防龋饮食	每日膳食中的纤维性食物如蔬菜、水果、肉类等对牙面有摩擦和清洁作用。另外食物烹调时不要煮得过烂，纤维素可加强咀嚼活动，咀嚼有利于颌骨的生长，促进牙周及牙龈组织的血液循环，使牙齿坚固。从防龋角度来讲，母乳胜于牛奶，因为母乳不含蔗糖，所含乳糖量甜度低但却含有丰富的无机盐与必需的维生素。氟能增强釉质的抗酸性能，起到防龋作用。其中，含有氟化物的食物有牛奶、胡萝卜、鸡肉、蛋、鲭鱼、莴苣、薯类、茶叶、麦粉等。但是要注意的是，补氟不宜过量，因为氟过量可引起氟斑牙，危及牙齿、骨关节和全身的健康
拔牙后饮食	拔牙2小时后，用未拔牙侧可以进软质饮食、半流食或流食。以温凉为宜，不吃过硬、过热食物。不要用拔牙侧咀嚼，不吃油炸食物，不吃辛辣刺激性食物。可以吃煮烂的面条、蔬菜粥、鸡蛋羹和豆腐脑等。拔牙3天后可以适当吃一些营养比较丰富的食物，例如肉类、牛奶、豆浆类。拔牙1~2周内均以软质饮食为主，无需过度咀嚼，避免对颞颌关节造成困扰
口腔溃疡饮食	根据患者的病情给予高热量、高蛋白、低脂肪、高维生素及富含微量元素的半流或软食。根据病情，鼓励患者多饮水。根据口腔溃疡的分度，引导患者食欲，了解患者饮食爱好，采用清淡、易消化、产气少的饮食和无渣的流质饮食，如果汁、牛奶等。注意食物的温度要适当，避免过热或过冷，产生不良刺激。对于轻度溃疡患者，鼓励少量多餐，每日6餐，餐间少量多次补充营养液体，嘱患者每次进食后要用生理盐水漱口，清洁口腔，防止食物附着于溃疡创面而引起腐烂变质，加重局部感染。忌酸辣过热、粗糙等刺激溃疡面的食物，少食多餐，进食速度适中，以免刺激和损伤黏膜而诱发疼痛。口腔溃疡疼痛不能进食者用2%利多卡因含漱或用1%地卡因小量局部喷雾，以缓解口腔溃疡疼痛引起的进食困难。对于重度口腔溃疡无法进食者，则需从静脉输入营养药支持